「うつ」は炎症で起きる

エドワード・ブルモア

藤井良江＝訳

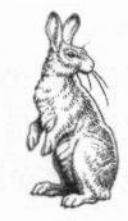

草思社文庫

「うつ」は炎症で起きる◉目次

はじめに

わたしが初めて精神医学に心を引かれたのは何十年も前のことだ。その理由の1つは、精神医学が人の最も個人的な苦しみに対処しようとするものだからだ。つまり、臨床的な障害の中でも、わたしたちの自我や感情の均衡・不均衡、心と記憶の状態、世の中に対する認識や世間との関わりといった事柄に関する障害を取り扱うからだった。まだ若い医師だったわたしにとって、精神的症状というかなり個人的な内容は、足首の腫れとか皮膚のかゆみといった身体的症状より、ずっと興味深く思えた。また、こうした精神的症状は脳に原因があるに違いないという科学的な観点からも、魅力を感じた。

ただし、そのしくみはまだわかっていなかった。精神疾患が脳のどのようなメカニズムから引き起こされるのかがわかれば、もっと効果的に治療や予防の策が取れるだろう。当時のわたしはその可能性を期待したし、今でもそうだ。精神疾患の原因がもっとはっきりわかれば、心の健康問題について話すのを恥じたりためらったりすることも減るだろう。

そうして、30歳頃、わたしの研究者としての課題は、「精神的症状は脳を原因としてどのように引き起こされるのか」の解明になった。1990年当時、多くの精神医学者が注目していたのは、「ドーパミンやセロトニンといった脳内化学物質がうつ病や重度の精神病などの原因となるのは、どういうしくみによるものか」ということだった。だが、まだ解明されていないことは明らかに山ほどあった。わたしは臨床精神科医であると同時に、科学者にならねばと思ったのだ。

1990年代の数年間、わたしは博士号を取るためにウエルカム・トラストの支援を受け、キングス・カレッジ・ロンドン精神医学研究所のマイケル・ブラマー教授の指導を受けていた。ちょうど機能的磁気共鳴画像法（fMRI）が世界の数カ所で取り入れられ始めたところで、わたしはこの目新しいfMRIのデータを解析することで、健康な人と精神疾患の患者の脳機能を明らかにしようとしていた。また、神経画像や神経科学や精神障害についての多くの科学論文を、共著も含めて書き始めた。これはわくわくするような新しい時代への過渡期だとわたしは思った。自分がfMRIでの研究の最初の波に乗れる場とタイミングを得たことは幸運だと思った。fMRIはその後、世界の科学という生態系に大きく広がってきた。

当時は時間の問題だと思っていた。おそらくあと数年か、自分が50歳になるまでには間違いなく、脳画像検査によって次々と新たな発見がなされ、精神疾患の考え方や治療法について脳科学全般に革命的進歩が見られるに違いないと思っていたのだ。

　そうした考えから、１９９９年にわたしはケンブリッジ大学の精神医学教授としてスタートを切った。最初は、引き続き脳画像の研究を行い、脳の複雑なネットワーク組織の新たな測定法や分析法を見つけようとしていた。おそらくわたしは、神経ネットワークの地図、つまり「コネクトーム」という研究領域の科学者として知られているだろう。だが、本書のテーマはそれではない。

　40代半ばに差し掛かった頃、嫌でも気づくようになった。神経科学は世界的にめざましく進歩しているようなのに、イギリスの診療所や病院の日々の状況には何ら大きな変化が見られない。脳画像についてこれ以上論文を書いたところで精神医学の現場に何も変化を起こすことはできないのではないかと思うと、じっとしていられなくなった。医学史において最も強力な変化を起こすのはいつも、新しい治療法の出現だ。うつ病や重度の精神病などの疾患における新薬の開発はどうなっているのか、もっと知りたいと思った。

　だから、２００５年に思いがけない縁を頼りに、イギリス最大手の製薬会社グラクソ・スミスクライン（ＧＳＫ）で半週勤務を始めることにしたのだ。週の半分は大学の研究室で神経のネットワーク分析という魅力あふれる仕事を行い、残りの半分はＧ

SKの臨床研究組織（都合のいいことに、その本拠はアデンブルックス病院の廊下の先200ヤードのところにあった）で指揮を執った。GSKの研究組織では、精神医学や神経学などの医療分野で臨床開発中の、新薬の効果を試す多くの研究を行った。新たな治療法の可能性に一歩近づく、胸が躍る瞬間もあったのだが、2010年、GSKは突然、精神医療に関する研究開発計画をすべて中止したのだ。

そのとき、わたしは自分が、もう精神医学はやりたくないと思っている企業のために働いている、50歳の精神科医だということに気づいた。GSKほどの大手企業が「精神医学の治療が進歩する見込みはない」と思っているなら、わたしがこの20年間信じ切っていた、治療の革命的進歩を目の当たりにするという展望はどうなるのか？その瞬間、わたしは本書が取り扱う見解について本気で考え始めたのだ。

わたしが徐々に興味を持つようになったのは、脳と精神を免疫系の働きと結びつける新たな研究分野を提唱している、他の科学者らの活動だった。その分野はimmuno-psychiatry（免疫精神医学）とか神経免疫学とかと呼ばれていた。初めてその分野の話を聞いたときはいろいろな理由から、正直、いかれていると思った。だが、よく調べてみると、それは精神医学の治療の発展に新たなチャンスをもたらす、これまでと異なる科学的戦略かもしれないと思えてきた。多くの人たちと話をしたが、ここでもわたしは運に恵まれた。GSKの上司が、これは調査に値すると認めてくれたのだ。かくして、わたしたちGSKは2013年から医学研究会議とウエルカム・トラストの支援を受け、他の企業や専門家と研究協力関係を結び、炎症とうつ病との関係を解明しようとしている。

わたしがどのように免疫精神医学の研究計画に携わるようになり、今も研究を続けているのか、この説明でわかっていただければいいのだが。ただ、これは本書を書いた理由の説明にはならないだろう。科学者というのは専門家仲間を読者層とする論文を書く気は満々だが、誰でも読める本はそれほど書く気にはならないものだ。

だが、ここ5年ほどの間に、どのように免疫系と神経系が相互に作用するかや、どのように体の炎症がうつ病のような精神的症状を起こすかを学ぶうちに、これらの問題は広範囲に影響を及ぼすもののように思えてきた。それらは、体と心の関係という非常に基本的な概念に関わっており、精神医学とその他の医学との伝統的な区別にも関連する。これらの問題探究が行き着く先は、新たな抗うつ薬を2〜3種類創り出すというだけに留まらない。それらは、精神疾患と身体疾患とを別々にではなく、わたしたちが現在やっているように、まとめて解決していくよう、治療法を根本から変革しようとしている——根本から「改善」しようとしていると、あえて言ってもいい。

本書には、特に免疫系に関していくつか専門用語が登場する。専門的な詳細をいっさい省いて話をしようとすれば、真実味がなくなると思うからだ。これは、心の健康に驚くべき影響をもたらす新たな科学を目撃する、実にわくわくする話だとわたしは思っている。楽しんでもらえれば幸いだ。

エドワード・ブルモア

イギリス、ケンブリッジにて
2018年3月

第1章　うつ病に関するまったく新しい考え方

誰もが「うつ」という言葉は知っている。「うつ」はこの地球上のどの家系にとっても一大事だ。だが、「うつ」についてのわたしたちの理解は驚くほど乏しい。

わたしがこのことに気づいたのは、精神科の研修医になってまだ数年の頃だった。ロンドンのモーズレイ病院の外来で、ある男性を診察した際にとてもきまり悪い思いをしたのだ。その男性はわたしの教科書通りの問診に対してこう答えた。気分は沈み、人生に何の喜びも見出せず、夜中に目覚めては数時間眠れず、食欲はなく、体重も少し落ち、過去を悔やみ、未来に悲観的になるのだ、と。「うつ状態ですね」とわたしが言うと彼は「そんなこととっくにわかってますよ」と抑えた調子で言った。「だから主治医に頼んで、この病院を紹介してもらったんです。わたしが知りたいのは、なぜ自分がうつ状態なのか、どう治療してもらえるかということです」

わたしは、選択的セロトニン再取り込み阻害薬（SSRI）などの抗うつ薬とその作用について説明しようとした。気づけば、セロトニン不足によってうつ状態になるという話をとうとうと語っていた。アンバランスという言葉を、先輩の熟練精神科医がこういう場合に落ち着き払って使っていたのを聞いたことがあった。わたしも「おそらくあなたの症状は脳のセロトニンのアンバランスから来るものでしょう。SSRIはそれを正常なバランスに戻してくれますよ」と言い、アンバランスな状態は解消され、不安定な気分も収まることを大きな手振りを交えて伝えた。「どうしてそうとわかるんです？」と尋ねられたので、うつ病に関するセロトニンの理論を教科書通りに繰り返そうとすると、彼はそれを遮って言った。「いやいや、それがわたしに当てはまるとどうしてわかるのかと聞いているんです。わたしの脳内のセロトニン濃度がアンバランスだと、どうしてわかるんですか」。確かに、わからなかった。

これは25年前の出来事だが、彼の質問を始め、うつ病の原因やその対処法への多くの疑問に対して確固たる答えはまだ出ていない。うつとはもっぱら心の問題なのか？うつとはその人の物の考え方「だけ」の問題なのか？　しかし、だとすればなぜ、神経細胞に作用する薬がよく治療に使われるのか？　すべてが「本当に」脳の問題なのか？　うつ状態にある友人や家族に、かける言葉は見つからないかもしれない。自分自身がうつ病になれば、それを恥と感じて人に言えないかもしれない。

しかし、うつ病やその他の精神疾患については、以前ほど口にするのが憚（はばか）られることはなくなった。たとえお互いにわかり合えなくとも、そういう話ができるようになりつつある。いいことだ。うつ病はよくある病気であり、多くのことに支障をきたし、生活の質とともに人生の量も低下させる。つまり、うつ状態の人は楽しい経験をあまりできず、寿命も短くなるのだ。うつ病やその関連疾患による経済的損失はあまりに大きく、[1,2]仮にイギリスで次の会計年度の初頭にうつ病の問題を完全に解決できれば、GDPをざっと4ポイントほど押し上げ、経済全体の年間成長率予測が3倍、つまり2パーセントだったものが6パーセントになるという話も驚くに値しない。どうにかしてこの国からうつ病を完全になくせば、国富は大きく押し上げられるだろう。

だが、いくら「抑うつエピソード」や「抑うつ障害」などになる知り合いが普通にいるのだという認識が高まっても、いくら世界がうつ病による公衆衛生上の大きな課題を突きつけられても、手立ては限られている。そこそこ有効で広く普及している治療法は存在するが、ここ30年間は飛躍的な進歩はない。１９９０年にうつ病の治療に使われていたのは、プロザックのような選択的セロトニン再取り込み阻害薬や心理療法だが、現在もほぼそれしかない。しかし、それでは明らかに十分とは言えないのだ。十分でないからこそ、このままいくとうつ病は２０３０年には、世界に弊害をもたらす最大の単一要因になろうとしているのである。

だから思い切って別の考え方をしなくてはならない。

わたしが精神医学を専攻する前の、内科の研修医時代のことだ。１９８９年のある日、リウマチ性関節炎という炎症性疾患にかかった50代後半の女性を診察した。その女性を仮にミセスPと呼ぼう。ミセスPは長年、関節炎を患っていた。両手の関節は痛々しく腫れ上がり、病変のせいで見た目もひどい。膝関節のコラーゲンと骨は損傷を受けており、関節はもはや滑らかには動かず、歩行も困難をきたした。わたしは、リウマチ性関節炎の身体的徴候や症状の項目が連なるチェックリストを見ながら、彼女と話をした。そのすべてに、彼女は当てはまっていた。さらに、わたしは基準のチェックリストにないこともいくつか尋ねてみた。心の状態や気分について聞くと、彼女は10分ほどにわたって、控えめながらもはっきりと、話してくれた。気力もないし、楽しいことも何もない。よく眠れず、うしろめたいような悲観的な思いでいっぱいだということを。ミセスPはうつ状態にあったのだ。

これを聞いて、わたしはいい気になった。2種類の診断をしたことで、ちょっとした医学上の発見をしたと思った。ミセスPはリウマチ性関節炎を診てもらいに来たのだが、わたしはそこに抑うつ障害を付け加えた。わたしは指導医であるシニアドクターのところに駆け込んで、この重大ニュースを伝えた。「ミセスPは関節炎だけじゃなく、うつ病にもかかっています」。シニアドクターはわたしの鋭い診断にまったく動じなかった。「うつ病？　そりゃ、君だってそうなるだろうよ」

わたしもシニアドクターも、ミセスPがうつ状態であり、炎症を起こしていることを知っていた。しかし、当時の一般の医学知識に照らせば「自分は慢性炎症性疾患だ」という意識のせいで、うつ状態になっていると言えた。すべては心の問題と思われた。わたしも彼も、うつ状態の原因が体にあるかもしれないとは考えもしなかった。つまり、ミセスPがうつ状態にあるのは、炎症そのもののせいだとは考えもせず、彼女が自分の炎症性疾患を知ったせいだと思い込んでいたのだ。ミセスPの落ち込みようや疲労は、病院に来てもまったく良くなることはなく、そのまま彼女は帰っていった。わたしたちは思い切って別の考え方をしようとはしなかったため、何も変わらなかったのだ。

あれからおよそ30年、わたしたちはずっと柔軟になり、うつと炎症、精神と身体に関連があるという新しい科学的考えを持つようになった。まさにわたし自身もその関連に気づいたのだ。歯医者に行った後で。

歯医者に行ってうつ状態になったのはなぜか

数年前、奥歯の古い詰め物が腐ってそこから感染し、歯医者に歯根の奥までドリルで穴を開けてもらう羽目になった。1時間かそこらの歯根管手術を受けるというのは、まったく気が進まないことではあったが、やらねばならないことはわかっていた。素直に診察椅子に飛び乗り、口を大きく開けたときはすこぶる元気だった。ところが、治療がすべて終わったとたん、家に帰って寝床に入って誰とも口をききたくないと思ったのだ。そして、家で1人きりになると眠りにつくまで、気づけば死について暗い思いを巡らせていた。

翌朝、目覚めて仕事に出かけたときは、死への思いは消えていた。ドリルで歯を削られ、歯肉を傷つけられる行為に耐えた後に、少しの間だけ、倦怠感、引きこもり、暗い思考の反芻（はんすう）といった精神症状と行動症状を呈していたのだ。軽いうつ状態だったと言えるだろう。だが、ちょっと待て。誰だって歯医者に行くのは嫌なんだから、あたりまえじゃないか？

この一連の出来事には何らおかしなところはないように見える――そうとも、おかしくない――が、これについてのおかしくない説明は他にもありうることが明らかになった。

このちょっとした不快な出来事を従来の形で考えると、まず感染と損傷に対する体の免疫反応ということになる。わたしの歯はすでに細菌感染しており、その感染に反応して歯肉は炎症を起こしていた。歯医者にガリガリ削られて（治癒という長期的目標のためではあるが）、歯肉の炎症はよりひどくなり、細菌が歯から血流の中に広がるリスクは高まり、短期的には良くない状況が生まれた。わたしが歯医者に行った理由である歯肉の感染と、歯科医院でわたしの身に生じたことは結局、わたしの体を傷つける攻撃となった。生存が脅かされ、免疫系に号令がかかり、炎症反応が増したのだ。けがや感染といった身体的攻撃が免疫系による炎症反応を引き起こすという、原因と結果の一連のメカニズムの解明によって、科学的医学は革新的な勝利を収めた。それは免疫学の勝利であり、免疫学は今や広く浸透し、ほぼすべての疾患の理解を助け、ワクチン接種という治療法の成功を支え、移植手術や有効な新薬を提供している。その対象は、リウマチ性関節炎や多発性硬化症のほか、がんについては適応できる種類も多く、増え続けている。この非常に有力な科学によって、なぜわたしの歯の感染が歯肉の局所性炎症を引き起こし、手術が炎症をひどく悪化させたのかが、細かいところまで説明できる。

だが、炎症が患者にどんな感情を引き起こすのか、あるいは炎症はどのように人の思考や行動に影響するのかについては、免疫学にはまだ多くのことは語れない。なぜ、わたしは1人きりになりたかったのか？　なぜ、寝床でじっとしていたくなったのか？　なぜ、あんなに憂うつだったのか？　こうした疑問の答えは昔から免疫学ではなく、心理学が出していた。

だから、わたしは自分に心理学的な説明をした。歯科医院に通うようになり、「自分ももう歳だ」と思ったに違いない。そこから死が連想されたことで一時的に悲観的になり、自分の命があとどれくらい持つか考えたのだ。言い換えると、一時的にうつ状態になったのは歯根管手術から連想される物事を考えたから、と自己診断したわけだ。わたしがあのような精神状態になったのは自分の体の状態について沈思黙考した結果であって、体の状態が直接の原因ではない、と。

この話を聞いても驚かないというあなたは、心身二元論者だろう。なぜなら、わたしの経験を従来の医学で説明すれば、心身二元論になるからだ。心身二元論とは、身体と精神という2つの領域が存在し、両者はしっかりとはつながっていないという考え方だ［以下、単に二元論という］。歯科治療を含め、すべての出来事はまさに身体の領域で起きた問題で、感染と免疫という生物科学で説明できる。一方、歯科治療後のわたしの気分と行動は精神の領域で起きた問題で、先ほどの自己診断に用いた心理学的な意味を持つ話で説明できる。

2013年当時、わたしは自分の炎症とうつ状態をこのように説明し、「わかった」ことで何となく安心感を覚えた。今から当時を振り返ると、驚いてしまう。標準的な二元論での説明がいかに不完全でややこしいものであったのかを実感して、驚いてしまうのだ。今ならわかるが、わたしの経験についてはまったく別の説明ができる。あの歯根管手術後の抑うつに対する別の考え方があるのだ。一時的にうつ状態になったのは、単に炎症を起こしていたからであって、炎症の先に待ち受けている老いについて思いを巡らせたからではないだろう。一時的かつ急激に口の中で起こった炎症はわたしの気分や行動や物の見方に直接、変化を起こし、わたしはその変化に手術後すぐに気づいたのだ。

この新たな説明は、わたしがかつて自己診断に用いたよくある二元論による説明（もう歳だと思ったからというもの）よりも論理的にシンプルだ。説明の流れは、わたしが歯医者の椅子から立ち上がったところで身体的領域から出なければならないということもないし、帰宅して暗い気分で寝ているところで精神的領域へとご都合主義的に戻ってくる必要もない。原因から結果へのつながりは、初めから終わりまで身体的領域で完結する――そもそもの原因は感染した歯で、最終的な結果は気分の落ち込みだ。

だが、その因果関係を科学的に見極めるのは難しい。炎症がうつ状態の原因だと十分に確信するためには、次の2つの大きな疑問の答えが知りたい。

体内の免疫系における炎症性変化は、正確にはどのようなステップを経て脳の働きを変化させ、人の気分を落ち込ませていくのか？

そもそもなぜ、うつ病患者は炎症を起こしているのか？　また、体内の炎症反応は、わたしたちが病気に勝てるよう手助けするために発達した味方のはずなのに、なぜ、わたしたちをうつ状態に追い込むのか？

ミセスPと出会った30年前、こうした因果関係についての疑問はほとんど発せられることはなく、科学的もしくは医学的にきちんと回答されることもなかった。

だが、わたしが歯根管手術をした２０１３年までには、その問題はとても頻繁に、細かいところまで追究されるようになり、その答えも明確になりつつあった。それは、既存の価値基準を打ち壊しつつある新しい科学のおかげだ。この新しい科学は、その後の５年間も急速な発展を続けてきた。[3-6]

多くの新しい科学と同様、この科学もまた、確立した各学問分野の接点に出現した。免疫学、神経科学、心理学、精神医学の境界上に現れたのだ。それは、神経免疫学とか immuno-psychiatry（免疫精神医学）とかいう、いろいろなぎこちないハイフン付きの名で通っている。その名はこの科学が複数の学問の交雑から誕生したことの証であり、脳と身体と精神を免疫系というメカニズムによってつなぐという、並外れた野心を表している。神経免疫学は、免疫系が脳や神経系とどのように作用し合っているかを研究するものだが、それに対して、免疫精神医学は免疫系が心の健康とどう関わり合うかに、より焦点を当てている。

神経免疫学は当初うさん臭く思われていた

最初に勇敢にも自らを神経免疫学者と名乗ったひと握りの集団は、主流派の科学者たちから見下され、うさん臭く思われていた。脳（神経科学の領域）と免疫系（免疫学の領域）の関連を調べることは、ちゃんとした専門的研究とはみなされなかった。20世紀のうちは、脳と免疫系は互いに何の関係もないと広く考えられていたので、なおさら認められなかったのだ。白血球と免疫系の抗体は血流の中を巡り、脾臓やリンパ節やその他、免疫学的に重要な体内のさまざまな器官を通り抜けることができる。だが、免疫細胞と免疫系のタンパク質は自由に脳に入り込めない。脳は血液脳関門（blood-brain barrier）、略してＢＢＢというもので守られているからだ。このＢＢＢについてわたしは１９８０年代に医学部で教わったが、ＢＢＢはベルリンの壁のように免疫系と神経系統を完全に切り離すと説明された。ＢＢＢのこの堅固さにより、生まれたばかりの神経免疫学の理論は、従来の考えに凝り固まった科学者らの容赦ない侮蔑の目にさらされた。神経免疫学者らは１９９０年頃から「血液検査で測定される炎症性タンパク質の濃度は脳や精神に何らかの関係があるのではないか」と本気で提案したが、タンパク質は血液と脳を隔てる関門を通り抜けることができないと広く考えられていた当時、その提案が認められるのは難しかった。その説はただ誤りとされただけではない。それよりもさらにひどいものと考えられた。

「BBBはベルリンの壁」説は、根強い昔ながらの考え方をはっきりと具現化するものだったのだ。その古い考え方とはデカルトにさかのぼる二元論の概念で、わたしたちの言う精神と身体は（デカルトは魂と身体と言ったが）、完全に別個のものだという考えだ。17世紀のこのデカルトの二元論は、西洋の科学的医学の根本原理となっていた。そして脳がBBBの固い壁によって体から切り離されていることで、この哲学はしっかりと現実化されていたのだ。だから、血液中の炎症性タンパク質がBBBを通り抜けて精神に影響を及ぼすという神経免疫学の先駆者らの説は、生物学上の単なる誤りというだけでなく、科学的医学の哲学的基盤に対するひどい冒瀆だとみなされた。

今では、わたしが医学部で教わった多くのことは誤りだとはっきりしている。徐々に明らかになってきたのは、BBBは脳と体の間ですべての免疫的なやりとりを禁じているわけではないということだ。サイトカインと呼ばれる血液中の炎症性タンパク質によって、体からBBB越しに脳や精神に信号を送れることはすでにわかっている。サイトカインについては後述するが、初めてこの名前を聞いたというあなたにはこう考えてもらいたい。サイトカインとは血流の中を巡るホルモンで、脳を含む体のいたるところに強い炎症作用をもたらす。だから、歯医者がわたしの歯肉に針を突っ込んだり歯を削ったりし始めたことによって、わたしの口中の免疫細胞はサイトカインを産生し、それは血流に乗って体中を巡った。そして、通行不可とされていたBBB越しに炎症シグナルが脳の神経細胞に伝わった結果、わたしの心は炎症を起こしたのだ。

本当に炎症はうつの原因になるのか

心の炎症とは、あまり深く考えずに想像すれば、体の炎症に似たものかもしれないとわたしは思っていた。炎症を起こせば体が赤く腫れ上がることは、ローマ時代から誰もが知っている。だから、炎症を起こした心はたとえて言えば、赤く腫れ上がり、怒りや激情に駆られ、制御不能で危険をはらんでいると思われ、精神医学用語で表現すれば最も近い状態は躁病だと想像したのだ。しかし、今、思い描くのはそれとはほぼ正反対の像だ。短気で威圧的な人間ではなく、引きこもってふさぎ込んでいる人だ。ミセスPも炎症性関節疾患のせいで手が醜く腫れていたが、なぜ自分はこんなに憂うつで疲れているのかと黙々と考えていた。今のわたしなら、彼女の症状は心の炎症の典型だと考える。これは比喩的表現ではなく、メカニズムを表現する言葉だ。

心の炎症という表現が、比喩でなくメカニズムを表すものへと変わったのは、炎症とうつとの強い関連を示す有力な証拠が認められたからだ。しばしばわかりやすいところに潜んでいるこの関連に気づくことは、第一歩としては正しい。だが、因果関係については難しい問題がある。二元論に取って代わる新たな考え方を定着させるには、炎症はうつ病と関連するだけでなく、直接の原因になりうることが科学的に立証されなければならない。

原因と結果について解き明かす1つの方法は、一連の事象の時系列を調べることだ。原因は必ず結果の前にある。だから、炎症がうつ状態の原因であるならば、うつ状態になる前に炎症が起きるという証拠が見つかるだろう。そして、そのような証拠が最近の研究ではいくつか出てきているのだ。たとえば、ブリストルを含むイングランド南西部で2014年に1万5000人の子どもたちを対象に行われた調査によれば、うつ状態ではないが軽い炎症を起こしている9歳の子どもたちは、その後18歳の時点でうつ状態になっている可能性がきわめて高いことがわかった。[7] これは人間を対象とした何十もの研究と、動物を対象とした何百もの研究の一例であり、それらの研究は、炎症がうつ状態や抑うつ行動に先行する可能性を示している。

だが、先行しているだけでは、炎症がうつ病の原因だと真剣に考えるには足りない。懐疑的な科学者や医師なら、どのようにして、どんな生物学的なメカニズムで炎症がうつ病を引き起こすのかを知る必要があると思うだろう。それは、血液中のサイトカインが徐々に脳に変化を起こし、それによって気分が落ち込むというメカニズムだ。そこで、裏づけになる証拠として、人間と動物を対象にした最近の実験がある。

感染性の細菌を実験的に注射されたラットは、歯科治療後のわたしのような行動を取る。他の動物との接触を避け、あまり動かず、食事や睡眠のサイクルは乱れる。つまり、感染は動物において確実に疾病行動と呼ばれる病的現象を引き起こすが、これはおおむね人間のうつ状態と同じと見ていい。いや、ラットの疾病行動を見たいなら、感染させる必要などない。サイトカインを注射すれば十分だ。そのことは、疾病行動を起こすのは細菌自体ではなく感染に対する免疫反応だということを裏づけている。炎症が直接、動物にうつ状態に似た行動を起こさせるのだ――疑いの余地はない。[3]

さらに、炎症がラットやマウスの脳にどんな影響を与えるかについてもわかっている。サイトカインにさらされた神経細胞は死滅する可能性が高く、再生される可能性は低いことが知られている。また、神経細胞が炎症を起こすと、その連接部、つまりシナプスは情報パターンの習得ができにくくなり、炎症によって神経伝達物質であるセロトニンの供給は落ちる。少なくとも、動物の場合は一連の具体的な説明ができる。体の炎症は、脳の神経細胞の働きの変化に直接つながり、さらにそこから、うつ状態に似た疾病行動が引き起こされるのだ。

これと同じような一連の実験を人間でやろうとするのは容易ではない。人間に危険な細菌を実験として注射することはできないし、健康な人の脳に直接、サイトカイン（あるいはその他のもの）を注入するわけにもいかない。また、生きている人間の神経細胞それぞれにどんな炎症が起きるかを観察することは不可能だ。約1000億個もある人間の神経細胞の大半は、脳にぎゅっと詰まっている。そして脳は頭蓋骨によって外界からしっかりと守られている。生きた人間の頭蓋骨の内側の様子を「見る」ことのできる唯一の方法は、磁気共鳴画像法（ＭＲＩ）のような脳スキャン法だ。最近のｆＭＲＩ（機能的磁気共鳴画像法）によって、体の炎症は人間の脳と気分に対して直接、因果効果を持ちうるという証拠が出始めている。たとえば、健康な若者が腸チフスのワクチン接種を受けると、彼らの免疫系は細菌を注射されたラットの免疫系のような反応を示し、血液中のサイトカイン濃度は急上昇する。接種を受けた実験の被験者たちは、軽いうつ状態になり、この接種後のうつ状態は脳の複数の領域の強い活性化と関係していた。それらの領域は、感情表現に関連するものであることがわかっている。[8]

というわけで、免疫精神医学はなぜわたしが歯科治療の後にうつ状態になったかという疑問への答えを、新しい隙のない論理で説明するまでに成熟した。機械の中の幽霊［デカルトの二元論を批判して使われる言葉。二元論によれば、心は肉体の機械論的解明によっては説明できないため、霊魂的な何かを仮定しなければならないことを批判している］は必要ない。次のように理にかなった説明が可能だ。歯根管手術によって急増したサイトカインはＢＢＢの向こうに炎症シグナルを送り、脳の神経細胞の感情処理ネットワークに変化をもたらした。その変化によって抑うつ症状が現れ、わたしの心は死への思いにとらわれたのだ。二元論に挑む従来とは異なる説明だが、どの部分に対しても信頼できる実験的証拠がある。それでも、まだ完璧とは言えない。急速に発展する科学分野ではありがちなことだが、存在する証拠には欠落や例外がある。たとえ「どのように」という疑問への完璧な答えを得たとしても、「なぜ」という疑問の答えがまだわからない。

この「なぜ」という疑問に対して科学的に受け入れられる唯一の答えは、進化の観点からのものだ。なぜ、炎症はうつ状態を引き起こすのか？　自然選択という理由しかないだろう。感染やその他の炎症による攻撃に対してうつ状態になるのが生き延びるために好都合である（だった）という、何がしかの意味が存在するに違いない。[9:10] わたしたちはこれまでの世代で自然選択された遺伝子を受け継いでいるはずだ。その遺伝子は炎症にうつ状態で対処するようわたしたちを仕向けることで、利得を得る可能性を高める。このことから、歯科治療の後にわたしが一時的にうつ状態になった理由は、合理的に推測できる。それはわたしが、過去に先祖を感染症から生還させた遺伝子を受け継いでいるからだ。この遺伝形質が歯根管手術という軽度の外傷からわたしを回復させるにあたり、伝染性の病原菌を殺しまくり、さらに「その間おまえは寝床に入ってエネルギーを温存しておけ」とわたしに命令したのだろう。

もちろん、神経免疫学と免疫精神医学という2つの関連する新たな科学が真に重要なのは、どうして歯医者に行きたくないのかを別の表現で言い訳できるからではない。

もっと大事なことがある。体から免疫系を経由して脳や精神へといたる道筋が解明され始めれば——つまり二元論に取って代わる、心の炎症という考え方が明確にされれば——心の病気に対処する、まったく新しい方法が見つかるに違いないということだ。

精神医療の革命はテレビ中継されない

うつ病、統合失調症、自閉症、依存症、アルツハイマー病……。これら悲しげに延々と名を連ねる病気を、精神科医や臨床心理士や神経科医らは普段あたかも「すべて心の問題」あるいは「すべて脳の問題」であるかのように扱っている。たとえば、あの歯医者に行った翌日もわたしがまだ回復していなかったとしたら。たとえば、あのまずっと陰気に引きこもり、ついに妻から医者に診てもらいなさいと言われるほどになっていたら、どうなっていただろう？　おそらく主治医はわたしの心の状態についていくつか質問をし、心理療法を勧めたか（死に執着する問題を解決するため）、抗うつ薬を処方したか（脳内のセロトニンその他の神経伝達物質の想像上のアンバランスを正すため）しただろう。歯根管の一件を診断に結びつけることは、まずないだろう。サイトカイン濃度を調べるために血液検査をするとか、炎症に反応してうつ状態になる遺伝的危険因子の有無を確認するとかはほぼありえない。プロザックのような抗うつ薬ではなくアスピリンのような抗炎症薬を勧められたとは、とても思えない。きっと従来通り、良識ある適切な判断に基づいて、わたしのうつ状態は免疫系とは何の関係もないかのように扱われただろう。わたしがミセスＰを従来通りに扱ったように。

科学的には、炎症とうつ病の因果関係についてまだ解き明かすべき問題があるかもしれないが、両者の関連は否定できない。では、なぜ歯科治療後のうつ状態を診てもらったとしても相手の医師は免疫系など気にも留めなかっただろうと、わたしはこんなに自信を持って言えるのか？ １つには、医師というのは保守的で、非常に規制の厳しい職業だからだ。生物科学上の概念の進歩に対して、現場の変化は数十年も遅れていることは珍しくない。医学の進歩が期待より遅いことを示すいい例が、ＤＮＡの二重らせんが現実に与える影響だ。

１９５３年、ワトソンとクリックはデオキシリボ核酸（ＤＮＡ）の構造を発表し、[11]遺伝学と分子生物学のまったく新しい分野への扉を開いた。それは後に生物学の中心理論となる学説が生まれる重要なターニングポイントだった。その説によれば、遺伝情報はＤＮＡ分子の配列によって暗号化されており、ＤＮＡ配列が異なれば、その指定により異なったタンパク質が、何十万ものアミノ酸を正確につなげることによって組み立てられるという。人体においてタンパク質は非常に巨大で多様な分子のグループ（抗体、サイトカイン、酵素、多くのホルモンを含む）なので、タンパク質合成の遺伝学的制御がＤＮＡによってなされているという認識を得たことは、生物学史上、最も重要な進歩の1つだと広く理解されている。

それからおよそ50年後の２０００年6月、ホワイトハウスでの式典でビル・クリントン大統領はヒトゲノムの配列決定を称賛し、未来のユートピアを信じるがごとく限りなく楽観的にこう語った。「間違いなく、これは人類が生み出した最も重要で、最もすばらしい地図だ」[12]。彼にとってそれは、医学の大発見（ブレイクスルー）をとてつもない規模で、とてつもないスピードでもたらしうる科学的進歩だった。「おそらく、われわれの子どもたちの、その子どもたちにとってcancerという言葉は星座の名前でしかないだろう」［cancerには「がん」という意味と「蟹座」という意味がある］。この言葉からほぼ20年後の現在、ビル・クリントンには孫がいるが、cancerを星占いの世界だけに任せるにはほど遠い状況だ。２０１８年のイギリスの国民医療サービス（ＮＨＳ）では、確かに遺伝学が白血病や乳がん患者の一部に生死を分けるほどの改善をもたらしているが、それは患者が、新しい抗がん剤が効きそうな遺伝子プロファイルを、幸運にも持っている場合の話だ。だが、遺伝学がその潜在能力をあらゆる医療サービスの領域で発揮するようになるには、まだ何世代分もの時間が必要だろう。

そういうわけで、免疫精神医学のすみやかな実践が期待できないのも無理はない。２０１８年のＮＨＳにおいて、免疫学はうつ病や精神病やアルツハイマー病の患者には何の改善ももたらしていない。うつ病の認可薬やそのほか認可された治療法で、主として免疫系に作用するものはない。社会的ストレスの度合いの高さがいかにして体の炎症を増大させるかという、興味深い新しい洞察はある。また、幼少時に苦難や虐待を経験した人は、子ども時代や成人後に炎症を起こしやすいという証拠が集まりつつある。[13-15] 炎症を起こしているうつ病患者は従来の抗うつ薬が効きにくいということも、明らかになってきている。[4] なのに、医師やメンタルヘルスの専門家がこの新たな知識をうつ病患者のために使う方法は今のところ、普及していない。それに、わたしの主治医はうつ病に免疫学的治療を施せる立場にまだないのだから、抑うつ症状の原因を新奇な免疫学で考えることに喜んでたっぷり時間を費やすだろうとは思えない。

わたし個人としては、この状況は変わると期待している。将来、心の病気と体の病気との間の古い境界線は引き直されると想像している。400年間、習慣的に続いた二元論による診断は吹っ飛び、うつ病などの行動障害や精神症状については免疫系が考え方や治療の中心になる。今後5年ほどの間に、この方向で決定的な動きがあることは想像に難くない。歴史からわかるのは、医療革命はテレビ中継されないということだ。うつ病やその他の精神障害への対処を変えうる科学の潮流は、日々の医療行為の水面下に流れているのだ。それが、本書の裏にある考え方である。うつ病を「すべては心の問題」とか「すべては脳の問題」と捉える従来の偏った見方は変わり、「体の問題」にも起因するという見方へ移行するだろう。むしろ、うつ病とは、人間という生命体が、過酷なこの世界で生き延びようとするための反応だと考えられるのだ。

第2章 免疫系とは何か、何をしているのか

うつ病についてのこの新しい考え方を理解するには、まず、一般になじみの薄い領域――リンパ節や脾臓や白血球の世界――から話を始めなければならない。それは免疫学の領域、つまり炎症が起こるメカニズムや理由を説明する免疫系の科学だ。免疫学のおかげで、敵の攻撃を防ぐために免疫系が興奮して炎症が起こることがわかっている。

炎症への対処は昔から医学の中心課題だった。わたしも精神医学を学ぶ前に内科医として研修中だった頃は、1990年あたりまで臨床免疫学を熱心に勉強したが、その後は免疫学のテキストや論文を見ることもなかった。2012年になって改めて、あれからどんなことが起こっていたのかを知り、目のくらむような衝撃を受けた。21世紀の免疫学は、わたしが20世紀に学んだのと一部は同じ基礎の上に成り立っている。教科書のいくつかの図解の要点は同じだが、どう見ても今の図のほうがすばらしく、より細かく複雑だ。まったく新しいことがいくつも発見されている。一方で、

確実とされていた、いくつもの古い内容は抹消された。なおも成長を続けるこの新しい免疫学は、それまでなかった多くの新しい方法で、科学的にも治療の上でも力を発揮している。[16] おかげで、特にわたしたちが問題としている免疫系と脳と精神状態と行動の関係についても、これまでとは異なった考え方が可能になる。体の炎症状態、免疫系の脅威喚起レベルは、感情や考え方に直接影響を与えることがありうる。より科学的に言えば、体の炎症は脳の働き方に変化を起こす可能性があり、それがさらに、いわゆるうつ病とされる、気分や認知や行動の変化を生むということだ。

炎症と感染の基礎

このしくみを基礎から理解するために、人体を構成する基本要素である微小な細胞から見ていこう。人体の細胞には非常に多くのさまざまな種類が存在し、それぞれが特化した異なる機能を持つ。神経細胞は神経系の大半を、白血球は免疫系の大半を作り上げ、内皮細胞は心臓血管系の動脈や静脈の内壁を形成する。白血球はさらに、マクロファージやリンパ球やミクログリアなどの細分化した免疫細胞に分類できる。これらは免疫系の主役だ（図1）。

あらゆる細胞の原料はタンパク質であり、人体には莫大な数の異なるタンパク質が存在する。それぞれのタンパク質は、両親から遺伝的に受け継いだＤＮＡコードに従

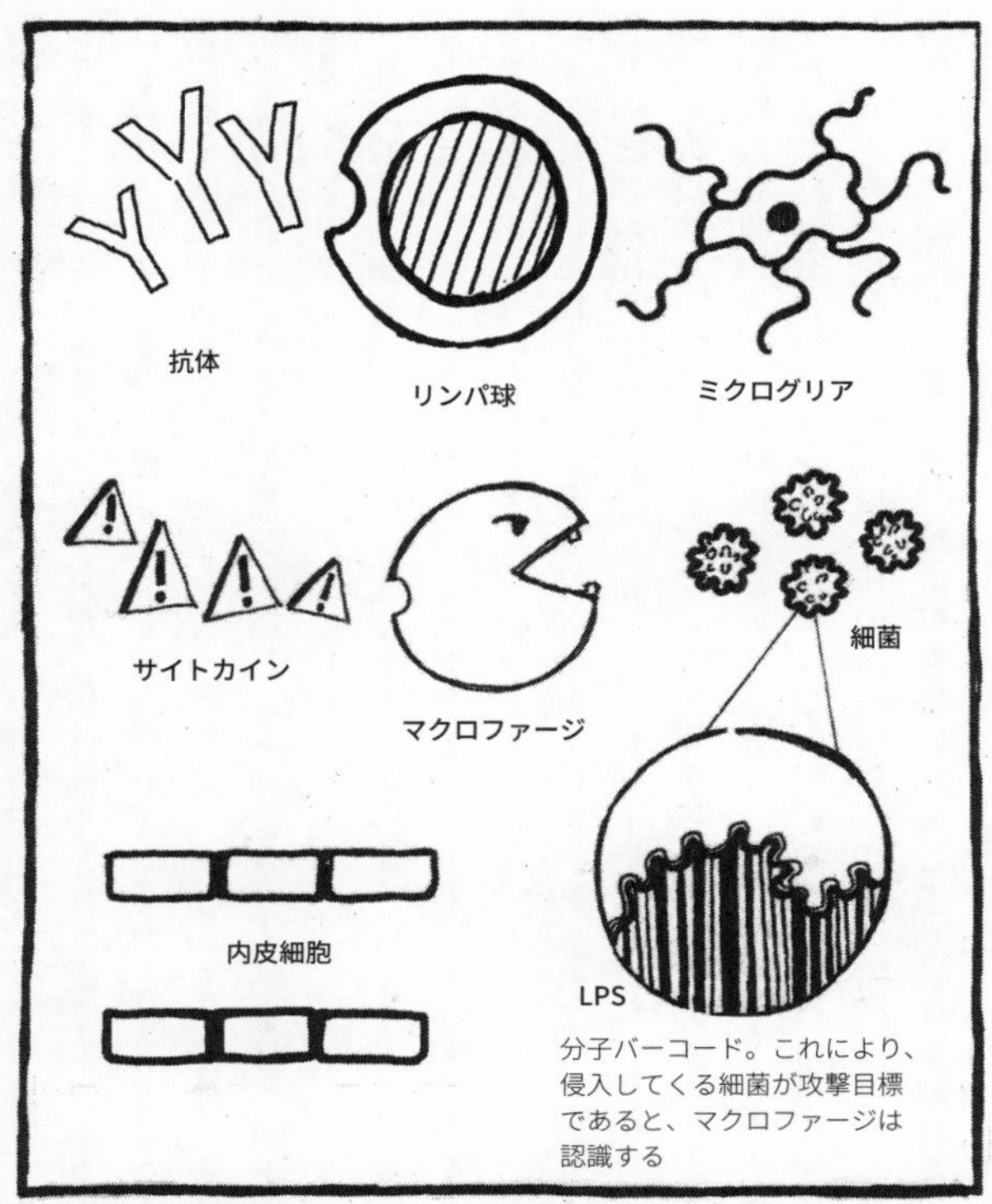

図1｜免疫細胞。これらの「免疫軍団」は免疫系を代表する主要メンバーだ。マクロファージは食作用を持つ大きな細胞という意味で、細菌を食べ、サイトカインなどの炎症性ホルモンを産生する。マクロファージは体内のどこにでも存在する。ミクログリアは脳だけに存在するマクロファージだ。リンパ球は抗体を作り出し、感染と戦うマクロファージを援護する。内皮細胞は動脈や静脈の内壁を形成する。

って作られている。抗体や酵素もタンパク質であり、サイトカインやインスリンのような多くのホルモンもタンパク質だ。生体信号として働くタンパク質は多く、それらは受容体と呼ばれる別のタンパク質を認識して、それと結合することで細胞内または細胞間で情報を伝える。生物学が持つ階層性、すなわち、身体、細胞、タンパク質、果てはＤＮＡというこの階層がわたしたちのような人間をはじめとする生命体を構成する。

必然的に人間の「自己」は、人間でない生命体（細菌など）に攻撃される。それら攻撃者は、「抗原」や「非自己」と総称される。炎症とは免疫系が非自己から自己を守る行動であり、わたしたちを保護するためのものだ。

炎症については大昔から多少は知られていた。知られている限りこれを初めて説明したのは、古代ローマの医師ケルスス［紀元1世紀頃］だ。ケルススは医学界で有名で、その没後1500年経ってからも名声を保っていたので、とある大そう変わり者で高慢な中世ヨーロッパの医師がパラケルスス（ケルススをしのぐという意味）と名乗った。これ以上いいブランドネームはない、と彼は思ったのだろう。

そもそも炎症を、症候群や一連の診断症状や徴候（発赤、発熱、腫脹、疼痛）として説明したのが、ケルススだ。彼は傷を負った後によく炎症が現れることに気づいた。たとえば、手を刺されたら、傷ついた箇所は熱を持ち、赤く腫れて痛む（図2）。そ

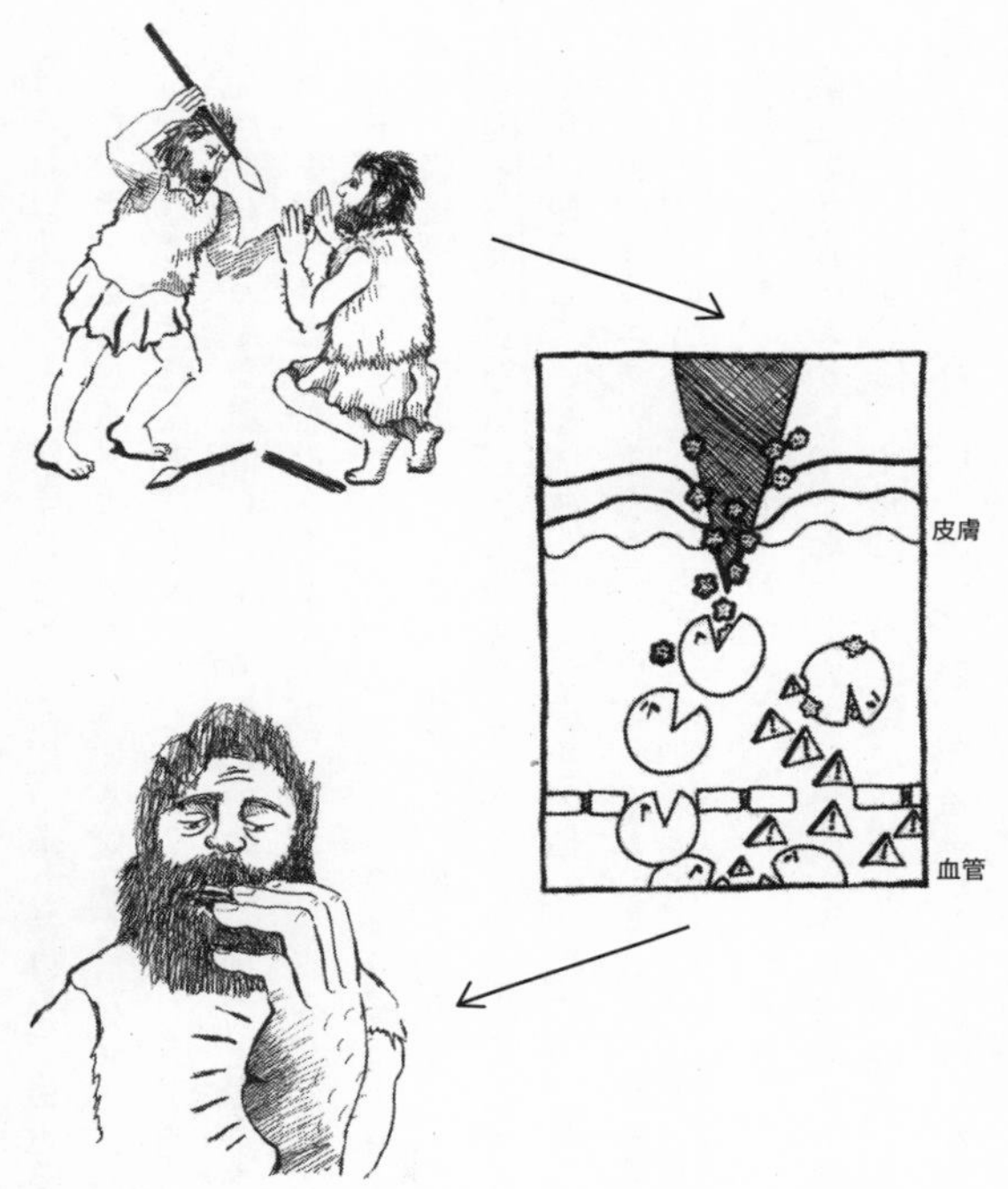

図2 | 炎症。(上から時計回りに) 人類の初期から、けんかや戦いは、体の損傷や感染のよくある原因だった。刃物による外傷や有害な細菌の侵入に対して体が炎症反応を起こすことは、現代では免疫学で説明されている。マクロファージは、ナイフに付いていた細菌を食べ、血流の中にサイトカインを放出する。すると、さらに多くのマクロファージが引き寄せられ、傷の部分に群がって細菌を負かし、巧みに自己を非自己から守るのだ。この免疫系のミクロの世界での働きが、傷ついた手の腫脹、発赤、疼痛といった、昔から知られる急性炎症の症状を説明している。

の手は急性炎症を起こしている――それは診察すればわかる。この急性炎症という概念はそれ以来ずっと、医学にとって有用であり続けた。最近までよくわからないままだったのは、鍵となるメカニズムに関する疑問だ。なぜ、どのようにして、体は傷害に対して、この独特な方法で反応するのか？

免疫学はこうした疑問に、実に詳細に答えた。何百というタンパク質がどのように複雑なシグナル伝達経路を介して相互に作用し、けがによる外傷性の刺激を炎症反応に転換するのかは、今ではわかっている。傷害への炎症反応によって局所の血管は広がり、外傷部分にはどんどん血液が送られ、例の発熱症状が起こる。このことは、分子の因果関係の順を追って説明することができる。炎症によって血管壁は透過しやすくなり、循環していた体液が手の筋肉その他の組織に集まり、例の腫れの症状を起こすが、そのメカニズムもわかっている。これらも含め、免疫系が炎症反応を生むしくみについては、さらなる生物学的な詳細もわかっているのだ。さらに言えば、なぜそれが起こるかも、すでに知られている。

炎症と免疫のおかげで、わたしたちは外敵の多いこの世界で生きていられる。不幸にして、まれな遺伝子変異によって免疫系が十分に整わないまま生まれた子どもは、あまり長く生きられないことが多い。免疫系がなければ、わたしたちは簡単に外敵の餌食になってしまう。また、ケルススのような古代の医師たちの目には見えなかった敵（微生物、細菌、病原菌、ウイルス、寄生虫、原虫、菌類）にわたしたちは囲まれている。その多くは微生物だが、たくさんの外敵がわたしたちにうまく感染できるように進化してきた。そして、彼らがうまくやっているということは、おおむね、わたしたちにとってはうまくいっていないということなのだ。

手を刺した刃物が不潔であろうと、まあまあ清潔であろうと滅菌消毒済みでなければ、その表面は細菌におおわれているだろう。刺された手は刃物を汚染していた何らかの細菌に感染する。その細菌は手の内部が快適だと知るや、驚くべきスピードで増殖し始める。するとどうなるか？　そもそもその刃物に付いていた細菌が、どんな種類かにもよる。この世にはさまざまな種類の細菌が無数にあるが、すべてが人間にとって同等に危険とは限らないからだ。

だが、刃物を汚染していた細菌が破傷風菌だったと仮定してみよう。その場合、小さな傷が命取りになる。破傷風菌は――お気づきだと思うが――破傷風を引き起こすからだ。メカニズムを説明すると、破傷風菌は毒素を作り出し、その毒素は神経系に入り込み、神経細胞の興奮と抑制のバランスを乱す。毒素に侵された神経細胞の興奮は止まらなくなり、筋肉にシグナルを送り続ける。その結果、筋肉は収縮し、痛みを伴う長いけいれんが起きる。典型的な初期症状は開口障害だ。通常は口を開閉させる筋肉が、ずっと収縮したままになり、口が開かなくなる。患者は話すことも、飲食もできない。同様に、顔の筋肉に強直けいれんが起きれば、口角が上がる。そのため、患者はひどく苦しみ、次第に過度の麻痺によって動けなくなり死にいたるのだが、それでもやや楽しげな、冷笑のような表情を浮かべたままだ。

これが、わたしたちが立ち向かっている、そして、これまで立ち向かってきた相手なのだ。わたしたちは絶えず、危険な敵に攻められている。外部の生命体（非自己）の攻撃からわたしたち（自己）を守るのが、わが免疫系だ。免疫系の体制には、生命をみごとに守るために備わっている重要な特徴がある。それは免疫系の配置、その情報伝達の方法、その迅速な反撃能力、そしてその学習能力である。

しかし、いくら優れてはいても、免疫系は絶対確実なものではない。間違いを犯すこともある。免疫系の何らかの誤動作が、本来立派に働いてくれれば防いでくれるはずの病気と同じくらい深刻な病気を、引き起こすことがあるのだ。とはいえ、まずは良い面から見ていこう。

とにもかくにも免疫系は配置が大事

免疫系にとって配置はとても重要なだけではなく、配置される場所が多いことも重要だ。神経系の多くは頭の中にコンパクトにまとまっている。呼吸器系は胸の中に押し込められている。免疫系はそのようなものではない。体のある一部を指して「わたしの免疫系はここにある」とは言えないのだ。免疫系はどこそこにあるというわけではない。それはどこにでもあるからだ。

なぜどこにでもあるかというと、感染という攻撃はどこからでも仕掛けられるからだ。ウイルスや細菌は体中のいろいろな入り口から侵入できる。あるものは皮膚を通り抜け、またあるものは肺や消化器官から感染を起こす。自己と非自己との間、体と外界との間のどの境界面も攻撃にさらされやすい。こうした境界面が、非自己である敵の病原体（たとえば破傷風菌）と自己の境界防衛部隊との間で起こる紛争の最前線なのだ。

体中で最も広く貢献し、ほとんどの防衛線を守っている免疫細胞は、マクロファージと呼ばれている。その名は19世紀に作られた言葉で、2つの古代ギリシア語に由来する。マクロとは「大きい」、ファージとは「食べる」という意味だ。マクロファージを大食いの大きな細胞だと考えてもいい（図1、図2）。そして、それが食べるのは、細菌であることが多い。マクロファージは敵の細菌を細胞膜で包み込み、酵素で分解して破壊する。きわめて有能な殺戮マシンだが、感染を防ぐその強力な武器は射程が短い。当然、細菌を食べるためにはマクロファージは相手と直接、物理的に接触する必要があるのだ。だから、1つのマクロファージが即応できるのは自身のまわりの限られた範囲内（数ミリメートル）での細菌感染だけだ。境界線全体を守るには、国境

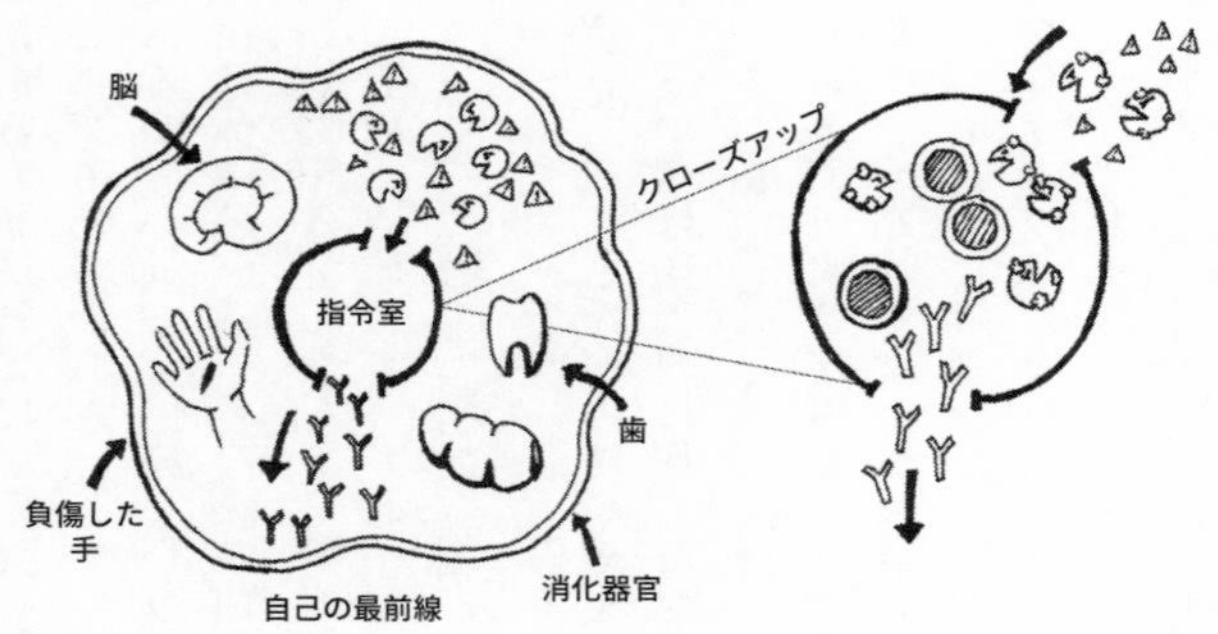

前線部隊のマクロファージは進化によって次のような働きをするよう、鍛えられてきた。敵の細菌を見るや攻撃し、それを食べ、その食べた細菌のかけらを自分の表面にくっつけて運び、「免疫軍団」の司令官であるリンパ球に、敵のかけらがどのようなものかを正確に伝えるのだ。マクロファージはリンパ節、脾臓、骨髄、その他の免疫指令室でリンパ球と連絡を取る。リンパ球は抗体を産生して体内に循環させることにより、マクロファージが現在および将来の攻撃から自己を守る援護をする。

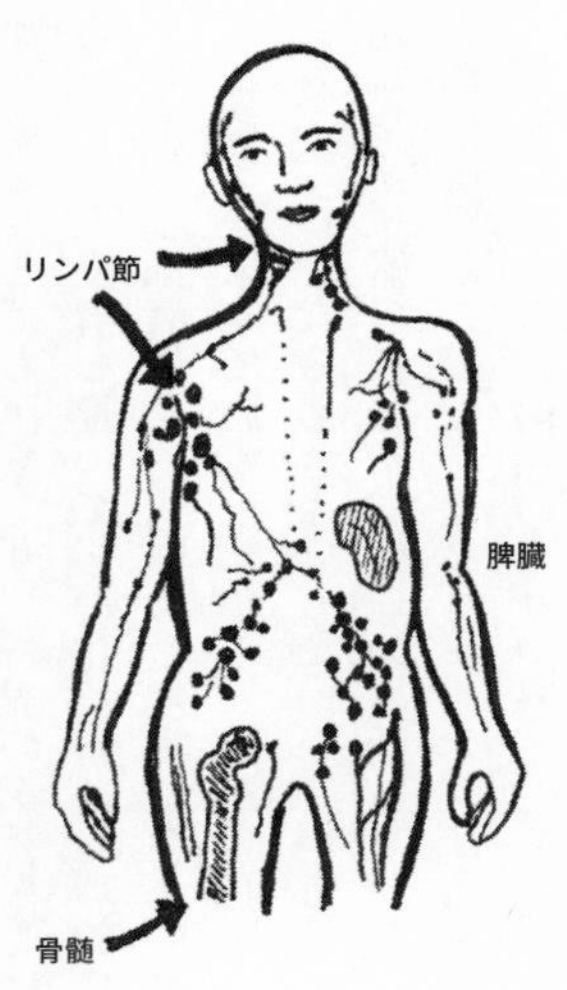

図3|免疫系。免疫系を解剖学的に見てみよう。どこにあるのか？ 脇の下などにあるリンパ節は、リンパ管という枝分かれしたネットワークによって互いにつながっている。これにより、免疫細胞は自由に体中を巡り、血流に乗ることができる。血液中の免疫細胞を白血球と呼ぶ。脾臓は免疫細胞を貯蔵し、骨髄は新しい免疫細胞を作る重要な組織だ。また、免疫系を生理学的に見ることもできる。その働きとは何か？ 免疫系はわたしたちの命を長らえさせ、体中のあらゆる戦線を襲う絶え間ない攻撃から自己を守る。

警備隊か古代ローマ軍の百人隊よろしく非常に多くのマクロファージを配置する必要がある。各マクロファージは組織を局所的に守り、最も攻撃されやすい箇所には戦略的に集中配置されなくてはならない。

消化器官は感染との勝負の主戦場だ。食物から栄養を吸収するため、消化器官の内壁は他と比べてどうしても薄くなり、外界の影響も受けやすくなる。何層もの強靭な角質で守られている皮膚と違って、消化器官は物理的に感染を防ぎにくい。しかも毎日、細菌の温床となる液体や消化中の食べ物が絶えず腸を通過する。消化器官の壁からは始終、細菌が侵入している。だから、口から肛門まで隙間なく配置されたマクロファージ部隊が、いかなるときも守りについているのだ。

肺や生殖器や泌尿器の領域や、眼球の表面にも同じことが言える。外界に直接さらされる体の部分ならどこでも、マクロファージは大量に存在し、トラブルの徴候に備えている。だが、どんなに前線の守りが堅くても、時折、それを破る細菌が必ずいる。とりあえずの間、何とか餌食にならずにすむと、その細菌は増殖し、体内を巡る血液やリンパ液の流れに乗って拡散する。主要な臓器の守りを強化するために、マクロファージは脾臓、肝臓、脳、腎臓、筋肉、脂肪組織、骨にも配置されている。免疫系は、少なくともマクロファージに関しては、どこにでも存在するということがポイントだ(図3)。

免疫細胞は情報交換で連携する

免疫系の守りの戦略で、次に重要なのは伝達だ。適応力のあるまとまった1つのシステムとして機能するには、個々のマクロファージ細胞は連携しなくてはならない。それぞれが独立していたローマの百人隊や軍団との違いは、そこだ。免疫細胞がどうやってお互いに連絡を取り合うかの解明が、最近の免疫学の急成長の要になっている。

今では、マクロファージが免疫系の他のメンバーと連絡を取り合う方法は、主に2つあることが知られている。1つは他の細胞と直接、接触する方法で、もう1つはサイトカインを分泌する方法だ。サイトカインは体内を自由に移動できるタンパク質で、多くの細胞にシグナルを送ることができる。細胞が細胞に接触するメカニズムは、敵の工作員についての何らか特定の情報を伝達するのに最も有効だ。サイトカインを放出するメカニズムは、感染や炎症反応の現況について、一般的なメッセージを広めるのに適している。

サイトカインはマクロファージから血流に分泌され、炎症を引き起こすホルモンのように体内を巡り、他のマクロファージの表面にある特定の受容体に結びつくことで、それらにシグナルを送って怒らせる、つまりもっと炎症を起こさせるのだ。マクロファージは生涯にわたって——寿命は何十年にもなる——消化器官や皮膚の組織の一部を防衛範囲としながら単独でおとなしく過ごしている。そして、突然、事は起こる。近隣地区が侵略され、急速に増殖し、圧倒的勢力となりそうな敵軍（細菌）に襲われる。マクロファージは免疫系の他のメンバーに危険を伝えなければならないし、前線の持ち場から即時撤退することはできない。そこで強力なサイトカインシグナルをせっせと出す。そのシグナルはすばやく血流内に散り、体内の他の免疫細胞に警報と出動命令を広める。受け手の免疫細胞は、自分の表面にあるサイトカイン受容体を通してシグナルをキャッチすることができるのだ。マクロファージは、助けを求める仲間のサイトカインシグナルに敏感に反応する。これらの炎症性サイトカインはおとなしいマクロファージを奮起させ、発奮したマクロファージはいつもの居場所を離れ、炎症シグナルの発信源へとまっしぐらに向かい、仲間を援護する。

細胞同士の伝達方法の一例として、あの刺された手のことをもう一度考えてみよう。傷から感染が起きれば、それをきっかけに局所の炎症反応が起き、手は赤く腫れる。数日後、炎症を起こした手の側の脇の下も少し腫れる。あなたにも似たような経験があるかもしれない。喉の痛みがひどいとき（咽頭に局所炎症がある場合）、数日経つと首も腫れる。俗に「リンパ腺が腫れる」という。医学的に言えば、リンパ節腫張だ。手を刺された例では脇の下の腋窩リンパ節で、喉の痛みの例では首の頸部リンパ節がこれにあたる。

どうしてこんなことが起きるかというと、リンパ節あるいはリンパ腺は免疫細胞が集まり、直接触れ合って情報交換をする活動拠点を提供しているからだ。手の感染後に腋窩リンパ節が腫れるのは、首尾良く敵の細菌と一戦交えたマクロファージの多くは、戦いの前線を離れ、一番近くのリンパ節に向かうからだ（マクロファージが手の傷から集まってくるなら脇の下だし、痛む咽頭から集まってくるなら首ということになる）。これらのマクロファージは近くのリンパ節に流れ込むが、戦いから逃げてきたわけではない。免疫系全体に報告するために来たのだ。そして、敵の性質について詳しく大事な情報を伝達する。各マクロファージは自分たちが食べて消化した細菌のタンパク質のかけら、つまり侵入者である非自己のかけらを運んでいる。これが、一般に抗原という名で知られているものだ。それぞれのマクロファージは、ランダムに異なるかけらを、つまりランダムに異なる抗原を運び、それぞれにリンパ節へ押し寄せて、別種の免疫細胞——リンパ球——を探す。その抗原のかけらを認識し、それへの対処法も知っているであろうリンパ球を探すのだ。マクロファージはリンパ節の中を駆け抜け、次々にリンパ球と短時間のお見合いをし、ようやくある1つと、おそらくそのリンパ節の中で唯一無二の相手と文字通り出くわす。そのリンパ球だけが、戦いの前線から司令部に持ち帰った敵のシグナルを解読できる。マクロファージが兵士なら、リンパ球は司令官というわけだ。あるいは、マクロファージをロボット用心棒またはロボコップにたとえるなら、リンパ球は諜報員または中央情報局員にたとえてもいい。

マクロファージは報告相手にふさわしいリンパ球を見つけると、その相手と数日間、しっかり結びついて抗原の情報の詳細を説明する。その情報をもとに、その後リンパ球は行動を開始し、そもそもマクロファージがきっかけを作った免疫反応を、強化したり多様化させたりすることが多い（図3）。

免疫細胞同士が直接、接触することは、抗原——敵の性質——についての詳細を伝えるためにきわめて重要だ。一方でこれは、時間は食うし（感染後、リンパ節が腫張するのに何日もかかる）、成否は運任せだし（細胞間の接触の大半は情報伝達にいたらない）、特別な場も必要になる。細胞同士は主にリンパ節で出会うが、そのリンパ節は脇の下、鼠径部、首、胸部の正中線に沿った部分、腹腔に集まっている。扁桃腺やアデノイドのようなリンパ組織の一角でも出会いはあり、そうしたリンパ組織は消化器官のいたるところにある。また、脾臓、骨髄、胸腺も出会いの場だ。これらは免疫臓器と呼ばれることもある（図3）。そこは指令室、つまり免疫細胞が集合して、前線の現在の危険度やその対処法について直接、情報交換をする場と考えられる。

免疫細胞がすばやく外敵に反応できる理由

免疫系が持つ検知と反応の生得的能力は、極端な先入観に基づいている。何であれ非自己と認識され、したがって危険をもたらしそうな相手に反応するのだ。このすみやかな反撃の役割は、特に前線部隊のマクロファージが担っている。マクロファージは感染の最初の徴候にすばやく、激しく反応するよう、進化によって鍛えられてきた。

反応のスピードが重要なのは、敵である細菌やウイルスはあまりに速く増殖するからだ。１つの破傷風菌は20分ほどで２つになり、その数は20分ごとに２倍になり続ける。この恐ろしいほどの急激な増加率を考えると、１つの細菌は数時間で何百万にもなるだろう。免疫系は、すぐに短期決戦で勝つか、あるいは、せめて敵の数を減らさねばならない。時間が経てば、勢力の均衡が決定的に侵入者の有利に傾いてしまうからだ。

そういうわけで、前線にいるそれぞれのマクロファージには、すばやい判断能力が求められる。こいつは自己か非自己か、敵か味方か？　仲間の細胞と時間を食う意見交換などせずに、単独で判断しなければならない。しかし、おそらく前例もない予測不可能な危機にすばやく躊躇なく反応することが、どうして期待できるだろう？　外敵にあふれたこの世界にはさまざまな種類の細菌やウイルスが無数に存在し、そんな相手とはどのマクロファージも出会ったためしはないのだ。だが、マクロファージは全員、祖先の知恵を受け継いでいる。見たこともない相手をひと目で敵だと判断する能力を、先天的に備えている。

人間と細菌との生物学的な戦いは、15万年前にホモサピエンスが初めて、明らかに他とは違う種として進化して以来、途切れることなく続いてきた。哺乳動物対細菌、あるいは多細胞生物対単細胞という侵入者との戦いは、さらに太古の昔から延々と続いている。生物史を通して、「適者のみが生存すべし」という進化の第一の戒律は守られてきたのだ。生き残って子をもうけ、遺伝子を次世代に受け渡した祖先はたいてい、感染から生き延びてきたのだろう。たとえわずかでも感染に対して抵抗性を向上させる遺伝子変異は、自然に選択されてきた。ランダムな遺伝子変異と容赦ない自然選択という長い紆余曲折を経て、あなたのマクロファージは、何十年かの人生であなた自身が出会ったことがないような脅威であってもそれを見抜き、反応するよう鍛えられてきた。生物史の始まりにまでさかのぼる進化系統の中で、祖先はその脅威にかつて出会い、生き延びたのだろう。

たとえば、あなたは一度もアフリカに行ったことがないかもしれない。ところが、ある年の休暇にアフリカに行くとする。すると、あなたの免疫系、とりわけ消化器官の免疫系は突如、よく知らない異国の細菌の群れにさらされる。これは、あなたが経験したことのない生物学的に大きな脅威なので、命取りになる可能性がある。だが、進化の過程で、あなたの免疫系は細菌についてとても有益なことを学んできた。自然選択によって、あなたのマクロファージは自動的に事前にプログラムされているとも言える。マクロファージにはさまざまな細菌を見つけ次第殺す、精巧なソフトウエアがあらかじめ組み込まれているのだ。

そこがアフリカであろうとアメリカであろうと、マクロファージは消化器官に侵入した細菌の多くがありふれたものだと知っている。その生化学的構造は似たり寄ったりだ。それらは、消化されないようにリポ多糖体（LPS）という分子からなる強い外壁を持っている。重要なのは、LPSはわたしたちが体内で作る分子でも、哺乳動物の祖先が作った分子でもないということだ。細菌だけがLPSを作る。だから、敵か味方かを分子の違いで見分けるには、LPSは非常に便利で信頼できる目印だ。もし、ある細胞の表面にLPSがあれば、マクロファージはそれ以上、何も知る必要はない。その分子バーコード、つまり型だけで、相手が自己の細胞でないのは一目瞭然で、そいつは敵だから倒すべきだとわかるのだ。わたしは免疫学の教科書によってこれを知ったが、消化器官内のマクロファージは、自然選択によって「これを知っている」のだ。

敵の識別と除去はとても迅速に行われる。自動的なパターン認識に対するアルゴリズム的な反応で、つまりは「見つけ次第撃つ」というわけだ。あなたの体内のどのマクロファージも進化によって高度に訓練されており、LPSバーコードリーダーやその他の仕掛けを備え、先天的な免疫反応を可能にしている。先祖伝来の深い知識は、マクロファージの遺伝的特徴や分子機構の中に伝えられており、初めてのアフリカ旅行の際でもわたしたちを守り、意外なたくましさを与えてくれるのだ。

免疫系は敵についての知識を携えて生まれただけではなく、敵に関する新たな知識などを生涯にわたって、得ることができるほど聡明でもある。免疫の学習能力の最も身近な例は、予防接種だろう。仮にわたしが休暇でアフリカに行く前に、熱帯諸国では破傷風のリスクが高まっているからと、その予防接種を受けたとしよう。予防接種とは、もし自然に感染したら命を奪いかねない病原菌を弱毒化し、それをあえて接種するということだ。免疫学的観点から見れば、接種後、何が起こるか?

予防接種後数時間、あるいは数日間は、注射されたところが痛んだり腫れたりするだろう。このおなじみの炎症の印は、注射された箇所の周辺のマクロファージによる生得的な免疫反応で、強い抗原性の、刺激的な非自己である細菌があえて注射されたことに対するものだ。だが、それは予防接種の副作用であって、接種の主たる目的ではない。予防接種の肝心な点は、免疫系のリンパ球を刺激して抗体を産生させることだ。抗体は抗原を認識し、それと結びつくよう特別にしくまれたタンパク質だ。この場合、破傷風抗原だけを認識する抗体が大量に作られることになる。抗体産生はいったんスタートすると数年間、続く傾向があるので、わたしの免疫系は、次回の破傷風菌との出会いに、今や2つの防御で備えをしたわけだ。1つは生来の免疫防御で、

「相手を見つけ次第撃て」とマクロファージを促すものであり、これは祖先の進化の過程から受け継いだ。これに加えてわたしは今、もう1つの防衛策を獲得した。わたしの免疫系は、わたしの人生の途上でこの世界の物事を学び、覚えてきた。免疫系は適応してきたのだ。わたしのリンパ球は予防接種によって、この世には破傷風菌が存在することを学び、それは実に危険なものだと知り、「われわれリンパ球は絶えず抗体を産生して警戒し続けなければならない」と気づいたのだ。

免疫は自己を傷つけることもある

ここまで、免疫系は非常に優れた守備陣で頼れる味方であるかのように語ってきた。曰く、免疫系は無数の細胞間で明瞭な伝達ルートを持つことにより、あらゆる場所に存在してもやっていける。曰く、免疫系がすみやかな反撃と適応学習という精巧なプログラムを連係させられるおかげで、わたしたちは攻撃的な微生物だらけの世界で生き延びられる。すべて真実だが、真実のすべてではない。免疫系には負の側面があるのだ。

炎症を戦争にたとえてきたせいで、免疫系は常にこの炎症戦争に勝ってきたと思われたかもしれない。時に、現代的なハイテクの軍隊は、高度な諜報機関が定めた目標を正確に狙って攻撃するのだから、勝利してしかるべきと思われるが、それと同じようなものだ。だが実際は、炎症の戦いも軍による戦争と同じく、罪のない第三者を巻き添えにする大きな被害を出すことは避けられない。また、銃やミサイルさながらの免疫系の武器が誤った方角に向けられ、味方の誤射による犠牲者が出ることもある。

マクロファージは厳しいプログラムに従い、LPSのような分子バーコードによってひと目で侵入者を見極め、これを捜し出して倒す。侵入した細菌を飲み込む際、マクロファージは大量の消化酵素と細菌のかけらを周辺組織に吐き出す。このマクロファージによる排出物は罪のない第三者——たとえば骨や筋肉や神経細胞——にとっては有毒だ。この第三者はたまたま細菌性感染の近くにいただけで、免疫反応の主役ではない。サイトカインシグナルによってより多くのマクロファージが感染現場に招集されると、地域住民（細胞）への炎症の悪影響はますますひどくなる。マクロファージの激しい戦いは、人間の戦争の焦土戦術や絨毯爆撃とよく似ている。どちらの戦いにおいても、無関係な者が大量に巻き添えになることがあるのだ。マクロファージは、手の傷から全身に広がる感染がもたらす死を防ぐかもしれない。だが、感染を完全に除去できず、ただ封じ込めることしかできなければ、マクロファージ軍はその場に数カ月もしくは数年にわたって留まり、戦い続けるので、傷ついた手の中のまともで健康な組織は果てしなく傷つけられる。筋肉や皮膚や骨は損傷し、まだましな場合でもひどい線維性瘢痕になる。傷を負った者はマクロファージの防衛によって、救われた命と引き換えに手を使うことができなくなったかもしれない。

関係ない周辺の細胞をマクロファージが無差別に巻き添えにする一方、リンパ球は味方を誤射することがある。これについては自己と非自己との区別が問題の焦点だ。免疫系はこれを正確に区別することが非常に得意だ。だが、いつもちゃんとできるとは限らない。時に、マクロファージが選んでリンパ球に送り込んだ抗原が、細菌タンパク質のかけらではなく自己のタンパク質のかけら、つまりわたしたち自身の組織の分子のかけらということがある。たまに、そうした自己タンパク質が敵のバーコードであるかのように誤ってリンパ球に提示されることがあるのだ。するとリンパ球は、自己に対して敵意のある免疫反応を示すという誤りを犯す。細菌や非自己抗原に対する抗体を産生するのではなく、自己タンパク質に対する抗体を量産し始めるのだ——いわゆる自己抗体だ。

自己抗体が疾患を引き起こす作用は、抗体が細菌やウイルスに及ぼす治療や予防の作用と同じくらい絶大だ。破傷風菌をやっつける「良い」抗体は、命取りになる破傷風の感染を予防するが、自分の体をやっつける「悪い」自己抗体は同様に、命を脅かす病気を引き起こすのだ。インスリンを産生する膵臓の細胞は、免疫系という味方からの誤爆を受けることがある。その細胞は自己抗体の攻撃により破壊され、それ以外の膵臓の細胞は完全に無傷のままだ。目に見えるような傷跡は残らないが、その自傷行為は命に関わる危険がある。インスリンを産生する細胞がなくなれば、血糖値や、正常な代謝をつかさどるさまざまな部分にコントロールが利かなくなり、糖尿病が引き起こされる。糖尿病へのインスリン療法がまだなかった昔は、多くの患者があっという間に昏睡状態に陥り、命を落とした。それは、自らの免疫系によって自分自身のその部分が選択的に、だが猛烈に攻撃されたからだ。

ところで、こんな話のどこがうつ病と関係があるのかとあなたは思い始めているかもしれない。ここまで感染や外傷について語ってきたが、気分や心の状態についてはいっさい述べていない。白血球やリンパ節やマクロファージやサイトカインについてこのようにきわめて詳細にわかっているからといって、いったいどう心の健康と結びつくというのだろうか？

第3章　炎症とうつの関係が無視された理由

炎症性疾患の患者のうつは実は珍しくない

ミセスPのことを覚えているだろうか？　関節炎で「君だってそうなる」ような、うつ状態にあった女性だ。国民医療サービスの外来診療で通常通りに行われた医療行為のあのひとコマを思い出すと、その前提の裏に隠された考え方が複雑なことに衝撃を受ける。「そりゃ、君だってうつになるだろうよ（彼女の立場だったら）」と言うときの前提だ。あの言葉は以下のことを暗に、ややぼかして表している。ミセスPは自分の状況についてわざわざ思いを巡らせていた。彼女は自分がリウマチ性関節炎だということ、それは否応なく悪くなっていくこと、体の自由がますます利かなくなること、間もなく車椅子なしでは暮らせなくなることを知っていた。みじめな結末への下り坂をはっきりと予見できた。それらを知っていたから、うつ病になったのだ。彼女と同じ運命だと知ったら、誰だってうつ状態になるだろう。

ミセスPがうつ病と炎症性疾患を同時に患っているとシニアドクターに相談したと

き、それに対する彼の理論的解析がこれだった。そこに多少の真実はある。「自分は病気で、その病気がだんだん悪くなりそうだと知ってうつ状態になる」という彼の考え方は正しい。だが、身体的疾患がうつ状態を引き起こす唯一の理由が「病気のことを考えた」から、という暗黙の前提はそれほど正しくない。実際のところ、あのシニアドクターにとってミセスPのうつ病は問題ではなかった。彼はミセスPの身体的健康を考える内科専門医だった。彼女のうつ病は身体的疾患に対する通常の心理的反応であり、体に起因するものではなく、関節の腫れの病因とは無関係だ。うつ病は自分の専門外で、精神科医か聖職者の専門分野だ。自分にできることはない、と彼は考えた。

これは確かにただの逸話だが、例外的なケースではない。ミセスPが経験した2つの要素は、リウマチ性関節炎の多くの患者に見られる。まず1つ目だが、ミセスPが呈した精神的症状は珍しいものではない。関節炎患者のおよそ90パーセントが、疲労が主な問題だと言い、およそ40パーセントは抑うつ状態にある。「頭に靄がかかったような」感覚、あるいはものをきちんと考えたり計画したりするのが難しいということも、よく聞かれる。大手の関節炎救済団体や患者支援団体がまとめた「満たされていない臨床的要求（unmet clinical needs）」の上位を占めるのは、精神的症状だ。うつ病とリウマチ性関節炎との組み合わせはミセスPの特別な例だとわたしは思っていたが、ほとんど世間に知られていないものの、それはよくある例だということが判明している。[17]

多くの関節炎患者が認める、ミセスPとの共通項の2つ目は医師のあからさまな無関心だ。リウマチ性関節炎のほとんどの症例を扱うリウマチ専門医は、身体的疾患の証拠——侵された関節のMRI画像や血液検査——にばかり注目する。専門医はそういう訓練を受けており、またそれに長けている。行動症状や精神症状にはほとんど目もくれない。リウマチ専門医が患者に気力の程度や感情や思考について尋ねることは、普通はまったくない。たとえ、患者が自分から無気力や暗い気分について話したとしても、内科医はそれにどう対処したらいいか、いや、どう答えたらいいかさえわからないだろう。ミセスPを担当した専門医のように脳裏に無意識に浮かぶ、あの言葉をかけるわけにもいかない。「わたしがあなただったら、そりゃ、わたしだってうつになりますよ」

いったい何が起きているのか？　患者にとってこんなによくある、大事な事柄をなぜ医者は反射的に無視するのか？　なぜ、うつ病と関節炎との密接な関係はよく見えているはずなのに気づかれないのか？　わたしはデカルトのせいだと言いたい。

身体は機械だが心は違うと考えたデカルト

ルネ・デカルトは17世紀の数学者であり哲学者である。リウマチ専門医でも免疫学者でもない。だが、彼の思想は現代医学に非常に大きく影響し続けている。医学的に最も重要な彼の哲学、デカルトの二元論とは、世の中には2種類のもの、つまり2つの経験の領域が存在するという考えだ。1つは外的な物理的世界で、そこで物体が力学的に相互作用するさまは実験的に検証可能な法則に従う。そして、もう1つ、内側の精神世界があり、そこでは主観的観念や感情が意識あるいは自我という感覚を形成している。わたしたちはおのおの、二元論によって2つに分割されている。体は物理的、客観的で意識を持たない領域に属し、心は精神的、主観的で意識を持つ領域に属する。

デカルトは、この結論にいたるのに、独自の変わった方法を使った。まず、徹底した疑念を持つところから始めたのだ。この世界について自分が知っていると思っているあらゆることを証明するために、彼はあえて懐疑的になった。信頼できる知識源としての感覚情報を、心の底から疑った。なぜなら、夢の中ではしきりに五感に欺かれたからである。夢の中では、実在しない物を見たり聞いたり触ったりできるということを、彼は目覚めたときに気づいたのだ。そこで、起きて思考する間や目を開けて歩き回る間に見える、実物と思われるものが、目を閉じて夢を見ている間に見るものとは違い、現実に存在することをどうして確信できるのかと自問した。身の回りの世界がいまだ目覚めぬ夢ではないことを、デカルトはどのように確信したのか？

結局、そのような究極の疑いに耐えうる唯一の確実なものとは、疑うことそのものだとデカルトは断定した。休むことなく厳しく懐疑的に、自分が知っているもの、知らないもの、自分が知っていると知っているもの、自分が知らないことも知らないもの、等々について考え抜くうちに、疑いなく自分が知っていることとは自分が思考しているということだと、デカルトは知った。わたしはすべてを疑い、何ひとつ本物ではないと思い、すべては夢だと思う。わたしは何なりと好きなことを考えることができるが、いくら世界に対して懐疑的、否定的な方向に傾いても、疑いを持っている自分自身を疑うことはできない。「わたしは実在しないと思う」という言葉には矛盾がある。もし、この言葉を自分に向かって言えるなら、それが真実ではないことは自分には確実にわかる。逆に言うなら、コギト・エルゴ・スム、つまり「我思う、ゆえに我あり」というのが真実であるはずだ。

これはデカルトの最も有名な言葉だが、他にも彼は科学革命の主な創始者の1人として知られている。現代科学の始祖の1人として、彼の名はほぼ同時代のガリレオやニュートンと同じように人の口に上る。だが、哲学者と科学者というこの2つの側面がどう折り合っているのかは、一見したところわからない。自身の思考しか確実なものはないという唯我論的な結論にいたったその人物が、世界を導き万物に関する確実な科学知識への道を開いた功績を認められているとは、どういうことか？　おそらく意外に思うだろうが、その答えは神にある。

宗教改革の後、デカルトはカトリックの書物を信じた。当時、信仰は現在よりも文化の中心となっており、現在よりも激しい議論が行われていた。デカルトは、自分は物質的実体を伴わない不死の魂であり、この魂は神との交わりの瞬間を含め、自分の思考や疑念、その他すべての意識に生気を与えるものだと信じていた。中世の論法に従って、デカルトは次のように主張した。完全で無限なる神というデカルトが抱く宇宙的観念は、彼自身が勝手に考え出したり、解釈したりできるはずのないものだ、なぜなら神は、人間的で有限で滅びやすい彼の想像の能力を超越した存在だからだ、と。もし神が存在しないのなら、人は神というものを想像できるはずがない。高等な理性を持つ人間（デカルトのような）が普通に神を想像できるという事実こそが、神が存在するという確たる証拠である。慈悲深い神の存在を信じることは自明の理であり、神は実在するというだけでなく、実在しなくてはならないのだ。

さらにデカルトが信じていたのは、自分や他人がその知的能力をできるだけじっくりと入念に活用して物事を解明するなら、間違いを犯さぬよう神は情け深く守ってくれるだろうということだ。神こそが、デカルトが潜在的に知り得る他の世界を創り、唯一の知識である「我思う、ゆえに我あり」しか持たないという明らかな孤独から彼を救い出し、実験科学にも心を開くよう彼を導いたのだ。

デカルトは数学を用いて、現象を支配する抽象的な物理機構を明らかにし、世界を機械と捉えるようになった。彼は人体も一種の機械であるとの立場を取り、体は多くの部品（神経、血管、筋肉など）からなり、部品同士は動物や無生物を動かすのと同じ物理法則に従って相互作用すると解釈した。デカルトが言うには、物理学は科学知識という木の幹であり、形而上学（またの名を神）が根で、その他の科学はすべてその木の枝だという。このように人体を機械と見た最初の人間は、おそらくデカルトであり、彼はそれを明確で説得力のある表現にした。この考え方が土台となり、その上に生物学や科学的医学の並外れた成功が築かれたのだ。

もちろん、当時、デカルトには人体が本当はどうなっているかを知る手がかりはなかった。人体という機械のしくみを理解するのは解剖学の分野だったが、実際にそれをするには死体を解剖しなくてはならなかった。これは宗教的な理由から、少なくとも当時の2000年前から広く禁じられていた。デカルトの時代まであと100年というところでようやく、現代の目から見てもかなり正確に思える、心臓と脳の解剖図が初めて登場した。人体という機械の実際の動きを知るのは生理学の分野だったが、それもかなり原始的な状況だった。17世紀の医師ウイリアム・ハーベーが初めて正しい血液循環説を唱えたのとほぼ同時期に、デカルトは、血液は何らかの方法によって熱せられ膨張させられることによって心臓から押し出されるという誤った仮説を立てた。

デカルトの「人間機械論」という最初の案は、今では間違いだらけで細かいところまでばかげているように見えるとしても、非常に壮大なものに思える。現在のわたしたちと比べれば、デカルトは体という機械についてほとんど何も知らなかったのかもしれないが、すべてを知ることはできると確信し、あらゆる動物の生命については体の物理的なメカニズムで最終的に説明できると信じていた。動物については簡単だ。機械と同じで魂を持たない。だが、人間の場合はそう簡単にはいかない。身体の機械論では、魂の形而上学を扱うことができないため、人間のすべてを説明できない。デカルトにとって、魂は与えられたもので、実在し、また実在しなければならないものだ。だから、どうしても体という機械は存在し、魂も存在し、両者が組み合わさって人間となっているという考えに妥協せざるを得なかった。しかしそれならば、体には不可能な、魂の役割とは何か？　魂は体のどこにあるのか？　魂と体はどう相互に作用しているのか？

これらの問題に答えようとデカルトは努力したが、決して満足できなかった。[18] 優れた知的能力と神との交わりはまさに精神的なものだ。だが、感情や記憶に関するものはどうだろうか？　それらはまったく動物的なもので、最終的に物理法則で説明できるのではないか？　体内における魂のありかを解剖学的に正確に示すのも難しい。デカルトはいくつもの候補を考えた末、それは松果体だと結論づけた。松果体は小さいゆえにわかりにくい脳の組織で、当時、解剖されたばかりだった。デカルトが見かけで松果体を気に入ったのは、多くのものが左右一対になっている脳において中央に位置する単一のものだったからだ。左右それぞれに大脳半球があり、脳の部品のほとんどは各半球に等しく入っている。魂は1つしかない分割不可能なものなので、大脳半球は魂のありかにはふさわしくないだろう。脳には下垂体のような単一の組織がいくつかあり、もしかすると、それらが魂のありかとしてふさわしいかもしれないが、デカルトは松果体を選んだ。松果体は動くことができると思ったからだ。

こうした根拠のない解剖学上の事柄が、体と魂の相互作用を扱うデカルトの機械論のあやふやな土台だったのだ（図4）。デカルトの想像では、「動物精気」は血液から松果体に浸透し、目が感知した像も松果体の内壁に映し出されて認識される。ゆえに松果体は、体という機械が魂と話ができる場所なのだ。また、松果体が動くことで魂が体に命令できるしくみになっていると、デカルトは思い描いた。松果体は弁や蛇口のような働きをし、絶えず活発に魂を神経から筋肉へと流すことで、行動を管理していると彼は思っていた。

おおむねこうした見解のうちに、彼の20年ものとてつもない知の旅は終わりを告げる。懐疑に始まり、コギトへ、さらに神を経て機械仕掛けの世界へと戻り、結局、概念的にも解剖学的にも据わりの悪いデウス・エクス・マキナ、つまり機械仕掛けの神（おそらく人間を意味する）へと行き着いたのだ。デカルトはとにかく自分自身の見解を疑った。二元論が多くの問題を解決すると同時に、多くの疑問を生むことも知っていた。そして、突然世を去るまで、二元論を検討していたのだ。

デカルトは働かずとも暮らせる身分だった。相続した資産があり、金銭のためにやりたくない仕事をする必要はなかった。1人で生きることを好み、プライバシーを守るためよく居所を変えたが、気づけば不覚にもスウェーデン女王に哲学の個人教授をする羽目になっていた。それは週3回、朝の5時から10時までという、デカルトにとっては普通なら寝床で思索を巡らせたい時間だった。ストックホルムの寒く暗い2月に彼は肺感染症にかかり、その10日後に53歳で亡くなった。数年後、彼の最後の、だが結論の出ない心身問題の著書が発表された。それまで存在すらはっきりしていなかった問題をデカルトは提起したのだが、解決にはいたらなかったのだ。

デカルトの二元論は現代医療に影を落とす

今では、デカルトの二元論の当初の内容はすべて間違いだとわかっている。人体と

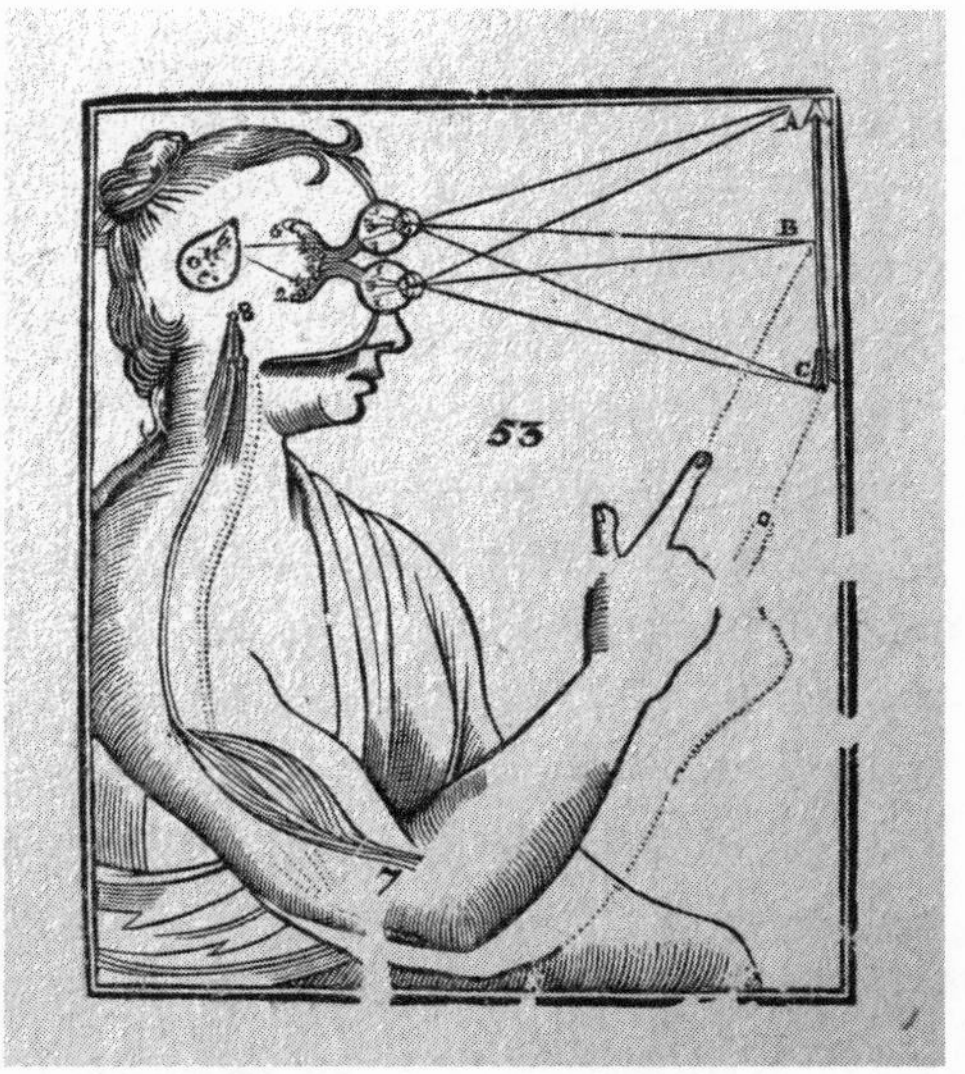

図4｜人間の心と体に関する松果体理論を説明しようとしている女性。これはデカルトの最後の著書『人間論』（参考文献19）の図の1つで、矢の像が目のレンズを通って屈折し、視覚信号が視神経（両眼の黒目の奥から出ている）から松果体へと届けられる様子が描かれている。松果体は大きなしずく、もしくは松の実のような形に描かれHの印が付いており、右耳のあたりに位置している。光学と幾何学については申し分なく正しい。生理学的経路によって視覚刺激と運動反応を結びつけるという着想は当時としては非常に進んでおり、19世紀の神経反射という概念にとても近い。だが、脳の構造については、17世紀のレベルにしてもひどいものだ。松果体は誤った位置に、実際の10倍くらいの大きさで描かれ、脳の他の部分とは完全に切り離されている。そして、目や筋肉とはインクの線でつながっているのみ。魂のありかの名は挙がっていたが、その正体はわかっていなかったのだ。

いう機械の中での松果体の役割は、デカルトの考えた、強力で中心的な役割よりももっとささやかなものだ。それは生物の体内時計で、日々や季節ごとの日光のサイクルを感知し、24時間ごとに覚醒と活動の概日リズムを維持する生理系の一部だ。松果体は重要だが、とびきり重要というものではない。ほとんど動かず、脳や心臓への体液の流れを調節することもない。体内の各神経線維と結びつくことも、精神と同調することもない。もし、松果体が病気によって損傷したり障害を起こしたりすれば、患者は睡眠サイクルの乱れを訴えるかもしれないが、意識が肉体から離脱する状態にはならない。つまり、物質界から遮断され、何ものにも汚されない純粋な精神状態になることはないのだ。

もし、デカルトの二元論が通常の科学理論なら、彼の言う松果体の役割と実際の役割との食い違いのせいで、とっくの昔にきっぱりと否定されていただろう。しかし、二元論は科学理論ではなくむしろ観念——イデオロギーとさえ言えるかもしれない——として力強く生き残った。その観念は、人間の経験のさまざまな側面は科学として扱えるとするもので、したがって医学的にもまともなものだった。

人体を機械だとするデカルトの見方は、医学の勝利をもたらしている。人体が原子や分子、細胞や器官からできているのは、万人の認めるところだ。それはミリメートルや秒の単位で測定できる。また、それは普遍的な物理法則に従っており、他の動物の生物学的な構造や機能とも比較できると考えられる。だから、科学として扱えるのだ。隅々まで科学的に解明されているわけではないかもしれないが、将来も解明されないと考える理由はない。歴史的に見て、人体について大幅に科学的な理解が進んだおかげで、治療法を巡る病気との戦いにおいて、いくつかの勝利を得ることができた。二元論で言えば、体の側については、医学は主導権を掌握し進歩しているという感覚がある。

だが、二元論の定義によるもう1つの側に関する観念はそうはいかず、現代科学や現代医療の考え方とはあきれるほどにかけはなれている。デカルトはこれについて、臆面もなく霊的な言葉で語っている。だが、それは400年前という、宗教的観念論がヨーロッパ文化に浸透していた頃の話だ。デカルトも経験による誤りを犯さないよう、神に守ってもらわねばならないと思っていた。だがわたしたちは、数世紀にわたる科学的なすばらしい業績のおかげで、そのような敬虔な気持ちにはなれない。現在のわたしたちには、神の付き添いなしで無事に科学研究をするだけの理論と技術があるという、（正当な理由による）自信がある。神は科学とは無関係であり、科学も神について語るべきことは何もない。わたしたちはおおむね、そのような見解に達している。では、デカルトの機械論における神について、わたしたちはどう対処すればいいというのか？

それを魂や霊魂とは言わずに、心とか精神とか意識とか無意識と呼んでもいい。何でも好きなように呼べばいいのだ。だが、どう呼ぼうとそれは物理的な空間には存在しない。仮にそれが測定可能だとしても、どう測定したらいいかはよくわからない。それが物理法則に従っているとか、他の動物も人間に匹敵するような精神的・心理的経験をしているとかと考える根拠もない。松果体説の不名誉な崩壊の後も、心が体や脳とどう関係しているかはいまだにはっきりしない。こうした諸々のせいで、現在も未来も、心の領域は科学的に扱いにくいように思われるのだ。心を顕微鏡で見るわけにはいかないし、そのしくみをなす部品を見ることもできない。そのため、わたしたちが体の病に対してできるようになったような治療が、心の病（この表現でわかりやすいなら）にもできるだろうとは考えられない。

デカルトの懐疑的な態度や、人体を機械として見るという革新をいくら褒め称えようが、彼が残した難問を科学的医学はまだ解決していないのだ。デカルト的な医学では、心と体は同じではない異種のもので、互いにどうつながっているのかはわからない。体は内科医の領域にあり、物理学やその他の科学で理解できる。心は精神科医や心理学者の領域にあり、当て推量で判断するか行動から推測するしかない。2018年のイギリスの医療制度はいまだに、デカルトの考えに沿って立案されている。患者は文字通り、異なる扉を開け、異なる病院に通い、異なる訓練を受けた医師の診察を受けて、二元論により分断された心と体について診てもらうことになる。

他でもない国民医療サービスのリウマチ外来で、ミセスPにどんな気分か尋ねたとき、わたしははからずも哲学上も医療機関の組織上も、一線を越えていたのだ。そして、シニアドクターはわたしを正そうとした。ミセスPのうつ状態は関節炎とは関係ない。あるわけないだろう？　あれは「心の反作用」や「極度の不安」みたいなもので、だんだん体が動かなくなるという、目の前の容赦ない現実への当然の反応だ。ミセスPはそのことを考えすぎた。歩行器、さらに車椅子を使わねばならないときは刻一刻と迫っているという思いにとらわれているからだ。言ってみれば、「我思う、ゆえに憂うつ」というわけだ。ミセスPのうつ病は心理的なものだ。しかたのないことだ。そりゃ、君だってそうなるだろうよ。

炎症とうつのつながりを示す数々の病気

わたしがミセスPに出会ったのは1989年のことだった。あれから30年近く経った今、彼女のケースはまったく別の角度から説明することができる。このもう1つの診断はまだ、学識として確立していない。実際のところ、医学研修のカリキュラムには織り込まれていない。しかも、わたしがこれから述べることに対して、やんわりと疑念を差し挟む、あるいは、あからさまに信じられないという態度を取る優秀な医師は大勢いる。

ミセスPのうつ状態は炎症性疾患が直接引き起こした症状で、関節が腫れて痛むというリウマチ性疾患の症状と同等のものだ。炎症のせいで、彼女はうつ状態になった。うつ状態になれば当然、歩行器の世話になるまでのカウントダウンをし始め、将来を悲観し、物思いに沈むことも多くなる。気分の落ち込みのせいで、つまり脳の炎症のせいで偏った認識を持つようになり、彼女は将来の最悪のシナリオをいつまでも考え続けた。

確かに、ミセスPは自分が炎症を起こしていることを知っていた。リウマチ性疾患にかかっているとは、どういうことかも知っていた。彼女は実に世故に長けた、診察しやすい患者で、初めて会う若い医者に自分の病気について必要な情報をきちんと伝える術を心得ていた。だが、わたしは彼女がリウマチ性疾患のことを思い悩んだせいでうつ状態になったとは思わない。デカルト派の優れた医者ならそう思っただろうが。進行性の炎症性疾患にかかればショックで落ち込むだろう、というのはわかる。しかし、ミセスPの状況に関しては、別の考え方があると思う。自分が炎症性疾患にかかったと知ったからではなく、もっと単純に、炎症性疾患にかかったから、ミセスPはうつ状態になったのだ。

どうしてそんなことになるのか？　いったいなぜ、関節炎がうつ病を引き起こすのか？　リウマチ性関節炎について広く認められている内容から見ていこう。関節炎とは関節の病気であるが、リウマチ性というのは基本的に免疫系の疾患だ。関節が免疫異常の犠牲になるという意味では、自己免疫疾患である。リウマチ性疾患は、感染性の敵（非自己）ではなく体（自己）を攻撃する免疫系によって発症する。リウマチ患者の免疫系は、患者自身の体の「良い」抗体に結びつくよう特別にしくまれた、「悪い」自己抗体を大量に作り出す。それはまるで「免疫系の一部が作った抗体によって体が感染攻撃を受けている」と、免疫系の別の一部が思い込んでいるかのようだ。免疫系は「良い抗体」対「悪い抗体」という自分自身との戦いを始め、さらに困ったことに、そこにマクロファージが乱入する。体内の関節などに潜伏しているマクロファージは早とちりし、大量の自己抗体が血液中に循環しているということは、つまり大量の弾丸が飛び交っているということは、本物の敵が近くにいるに違いないと判断する。そこでマクロファージはサイトカインを大量に産生して毒素を排出し、関節に炎症を起こし、近隣住民に絨毯爆撃を浴びせる。そして、これは何年も続くことがある。なぜなら、免疫系は自身を起源とする脅威をなかなか排除できないからだ。リンパ球は自己抗体を作り続け、マクロファージは架空の敵を攻撃し続け、筋肉や骨やコラーゲンは痛めつけられる。その結果、関節は慢性的な障害を負うことになる。リウマチ性関節炎は免疫系に負の側面、つまり自傷の可能性があることを語る典型例なのだ。

これが、ミセスPの手がジャムの瓶のふたを開けられないほど曲がってしまった理由を、免疫学的に説明したものだ。だが、この説明では、彼女が朝、目覚めたときから疲れていて、朝食のために（ジャムのふたの件はさておき）ベッドから出ることもできない理由はわからない。だが少なくとも、リウマチ性疾患は局所性疾患だというのは誤解だとわかる。診察では局所性疾患のように見えるかもしれない。炎症を起こした関節もあれば、そうでない関節もあるからだ。しかし、この疾患の分子による原因は局所性ではなく全身性のものだ。自己抗体とサイトカインはいくつかの局所だけに集中せず、体中を巡っている。だからこそ、血液検査によってリウマチ性疾患の診断が可能なのだ。ミセスPのような患者の血中のサイトカインやその他の炎症性タンパク質の濃度は、通常よりはるかに高い。関節だけでなく、全身が炎症を起こしているのだ。そして、全身ということは脳も含まれる。

1989年当時、「将来を悲観したミセスPが、うつ状態になったのももっともだ」という専門医の意見にわたしは従った。「でも、もし……」と尋ねてみた覚えはない。デカルトの不文律を即座に認めたのだ。当時、次のように尋ねるだけの知識は誰も持っていなかったと思う。「でも、もし彼女のうつ状態は全身性炎症性疾患の別の症状であって、血中のサイトカインの高濃度と直接関係があるとしたら、どうでしょう？」。あの頃、そういった考えはとんでもない臆測としかみなされず、そんなことを言えば、ちょっといかれているとさえ思われただろう。研修中の若い医師としては、シニアドクターからおかしな奴と思われたくはない。おそらくそういった理由から、わたしは口をつぐんだ。これ以上何か言えば、会話の流れは将来に傷を付けかねないところに行き着くかもしれないと感じたのだ。だが、30年経ってなお、疑問が残る。もしも……。

もしも、ミセスPのうつ状態――気力のなさや憂いや自責の念、特に疲労感から家族や職場の同僚に迷惑をかけることに対する罪悪感――が、体の炎症や血中のサイトカインの高濃度と直に関連していたとしたら？ もしそうだとしたら、そうしたうつ状態はリウマチ性関節炎のみならず、多くの炎症性疾患によく見られると考えられるじゃないか。

わたしが医学部にいた頃は、免疫疾患はどちらかといえばまれな、原因のはっきりしない疾患と思われていた。関節炎や血管炎を引き起こす全身性エリテマトーデス（SLE）は、患者自身のDNAを攻撃する自己抗体と何らかの関連がある、と習った。橋本病は甲状腺の炎症を引き起こすが、その原因は自己抗体が患者自身の甲状腺細胞を攻撃し、チロキシンというホルモンの分泌を妨げることにある、と習った。さらに、科学的に体系化されていないものの、現場の診断から他にも何十もの疾患があることを学んだ、いや、学ぼうとしていた。シェーグレン症候群は唾液腺の炎症を引き起こし、患者はドライマウスになる。強直性脊椎炎は脊椎の炎症を引き起こし、患者はかがむことができなくなる。ベーチェット症候群は関節炎やペニスの潰瘍化を起こす。乾癬は関節炎を起こし、肘の皮膚に赤く盛り上がった斑点が炎症により出現する。これらを始め多くの疾患を教えられたので、わたしたちはさまざまな変わり種の免疫疾患も認識し、ちゃんとした医学用語で名前を挙げることもできた。しかし、現在では周知の免疫系の生理学的メカニズムについては、わたしたちは無知も同然だったのだ。

免疫学はここ20年で急速に進歩したので、以前から何となく免疫に原因があるだろうと思われていたSLEのような疾患の原因について、わたしたちはより多くのことを理解できるようになった。さらに既存の考えが打ち砕かれ、これまで免疫系とは無関係と思われていた多くの疾患に炎症や自己免疫が関与していることもわかった。

わたしたちが20世紀に学んだアテローム性動脈硬化とは、動脈壁の内側にコレステロールが堆積して起こる動脈の肥厚だ。コレステロールがたくさん溜まると、動脈は完全に塞がれ、その動脈が心臓への血液供給を担っていれば、患者は心臓発作を起こす。わたしたちはこれを配管にたとえて教えられた。動脈という管の詰まった一部を取り除くか、バイパスを付けるために外科手術を施すのだ。21世紀では、医学部の学生らはかなり違った話を聞かされる。コレステロールの蓄積は動脈壁の炎症反応を引き起こすというのだ。この場合、戦うマクロファージは泡沫細胞という変名で呼ばれる。マクロファージが脂肪で腹いっぱいになるまでコレステロールを食べるので、顕微鏡下では泡立ったように見えるからだ。これら動脈のマクロファージは、怒ったときにやるすべてのことをやる。毒素を排出し、近隣の細胞たちに巻き添え被害を及ぼす。サイトカインを血液循環に送り込む。動脈の内壁に粘着性を持たせ、血球を詰まりやすくさせる。血液はさらさらと流れなくなり、次第に血の塊（血栓）ができ、それが流れを完全にせき止めるかもしれない。つまり、心臓発作とは配管の問題ではなく、動脈の炎症の最終結果であることが多いのだ。

最近では、発症や重症化の原因が炎症や自己免疫でない病気を思い出すほうが難しい。同様に、うつ状態、倦怠感、不安感などの精神的症状との関連がない病気もなかなか思い浮かばない。冠動脈の炎症の結果、心臓発作を起こした人が、その後数週間で抑うつ症状を呈するリスクは50パーセントで、「抑うつエピソード」にまで達するリスクは20パーセントだ。長期にわたる心臓疾患の患者が不安や抑うつを感じる率も、著しく上昇している。そして、うつ病は冠動脈疾患の危険因子であり、心臓発作からの回復率を落とす危険因子でもある。うつ病と心臓疾患の間には双方向の作用があり、うつ病とリウマチ性関節炎の関係もまたしかりだ。心臓疾患も関節炎もうつ病のリスクを高めると同時に、うつ病も心臓疾患や関節炎を悪化させる。糖尿病にかかっている場合、うつ病になるリスクは少なくとも通常の2倍になる。多発性硬化症の患者が抑うつエピソードを患う率は通常の3倍で、自殺のリスクも高い。こうした例は枚挙にいとまがない。HIV、がん、脳卒中、慢性気管支炎、何もかもだ。どんな身体的健康障害であれ、長く患っている人々は精神的症状を呈するリスクが高く、特によく見られるのが抑うつ症状と倦怠感だ。[20] ミセスPだけの問題ではないのだ。

がちがちのデカルト派なら、古めかしい口調で何度もこう言うかもしれない。「なるほど、もし特異的に風変わりで、たちの悪い病気にかかったら、わたしとて心は沈み、不安に駆られ、疲れ果てるでしょうな」。例によって、これがすべて誤りというわけではないが、何が何でもこれだけが正解というわけでもない。「炎症はほぼすべての深刻な疾患に広く関わっている」という新たな知識は、受け入れてもいいだろう。ミセスPのような多くの患者の精神的症状は、身体的症状の原因である、あの炎症のメカニズムによって直接、引き起こされているとも考えられるのだ。

サイトカインに作用する薬剤の大成功

デカルトの思想が有効性を失いつつある「ポスト・デカルトの世界」では、抗炎症薬が抗うつ作用を持ち、リウマチその他の炎症性疾患の患者の、うつ状態や倦怠感や「頭に靄(もや)がかかる」といった症状を緩和することは十分ありうる。メカニズムとして、わたしたちはサイトカインが血液循環に放出され、それが体中に炎症作用を及ぼすことを知っている。サイトカイン放出源のマクロファージの居場所が、関節炎に侵された膝だろうと、アテローム性動脈硬化症の血管だろうと虫歯だろうと、どれも同じだ。サイトカインは重要な放送媒体で、病巣が体のどこにあっても、炎症が起きていることを脳の中枢神経系へ伝達する。だから、サイトカインを攻撃目標とする抗サイトカイン薬が、ミセスPのような患者にとって良く効く抗うつ薬になると期待できるのだ。

１９８９年当時、そんな薬はなかった。ミセスPは何年にもわたってさまざまな治療法を試みた。博学の内科医のアドバイスで少量の金を飲んだりもした。現在の感覚では、まるで錬金術時代の薬のようだが、当時はれっきとしたリウマチの治療法とみなされていた。ミセスPが服用したどの薬も、作用のメカニズム、つまり体内の分子レベルでの働きという点できちんと理解されていなかった。サイトカインを無力化して効果を上げようという薬などなかった。そして、ミセスPが自覚していた通り（それでも彼女はあまり不満を言いたがらなかったが）、どの薬もそれほど効かなかったのだ。

たとえば、特定の敵、つまり特定のサイトカインを除去する新薬を開発したいとする。そのような薬のほうが、ミセスPのようなリウマチ性関節炎の患者向けに使われている既存の薬よりも、効くかもしれないからだ。新薬開発は、どのように行えばいいか？　パラケルススを始祖とする化学製薬の方法にならうなら［第4章で後述］、医薬化学を活用して候補となる何百何千もの薬物分子を作ることになるだろう。そして、薬になりうる候補それぞれを試験し、試験管の中で目標のサイトカインの無力化に最も効果を発揮するのはどれかを見つけなければならないだろう。製薬産業では、この総当たり的な創薬方法はハイスループット・スクリーニングと呼ばれ、ロボットに任せることが増えている。ロボットは飽くことなく徹底的に、次から次へと候補薬を試験するのだ。だが、この方法はロボットだらけの研究室で行ったところで時間を食うし、最終的にできあがった薬も実験室のサイトカインは無力化できるが、動物や人間のサイトカインにはそれほど効かないかもしれない。あるいは、目標とするサイトカインは無力化できるものの、意図しない他のタンパク質まで無力化してしまうこともある。つまり、試行錯誤という長い紆余曲折を経た結果、最有力候補の薬は研究室で見せたほどの働きを患者に対して見せないかもしれない。さらに、副作用を引き起こすこともありうる。その薬が目標とするサイトカインのみを選択的に除去するわけではなく、他の無害で健康に大切であろうタンパク質まで無力化してしまうという副作用だ。しかし1980年代以降、ある状況下ではこれよりもっと良い対処ができるようになった。創薬にこれとは別の、より生物学的な方法を採るようになったおかげだ。そして、この新たな技術「生物学的製剤」による大発見(ブレイクスルー)の最初の1つがたまたま、リウマチ性関節炎の新たな治療法の発見だったのだ。

リウマチ性関節炎は本質的には関節の病気ではなく、免疫系の障害であることがわかり、血流中の高濃度のサイトカインがマクロファージによる自己破壊的行動をあおっていると明らかになったことから、科学者らは論理的に考えて、もしサイトカインシグナルを消す薬を開発できれば、マクロファージ軍を解散させ、関節への巻き添え被害も減らせるはずだと推測した。原理上、抗サイトカイン薬は関節炎の進行を妨げることができるだろう。特に腫瘍壊死因子（ＴＮＦ）と呼ばれるサイトカインへ注目が集まった。免疫学者らはＴＮＦをリウマチ性疾患の創薬ターゲットに定めたのだ。だが次なる問題は、その標的に特異的に命中して、サイトカインを無力化する抗ＴＮＦ薬をどうやって見つけるかだった。しかし、その答えもまた、免疫学から得られたのだ。

ＴＮＦのようなヒトタンパク質をマウスなどの別の動物に注射すると、そのマウスの免疫系はヒトのＴＮＦを抗原、つまり非自己タンパク質と認識し、防御反応を示す。マウスは炎症を起こし、リンパ球はヒトのＴＮＦに対する抗体を産生し始める。マウスの抗体はヒトのＴＮＦと結びつき、注射から数日でマウスの体内からヒトのＴＮＦは巧みに排除される。そのマウスはヒトのＴＮＦの予防接種を受けたことになり、大量の抗ＴＮＦ抗体が何カ月にもわたって体内を巡り続けるのだ。

生物学的製剤の鍵は、このような自然免疫反応を生物マシンとして活用して、創薬と薬剤製造を行うことができる、という洞察にあった。効くかどうかもわからない膨大な数の候補薬を、ロボットを使ってスクリーニングしなくても、ヒトのＴＮＦを確実かつ選択的に無力化する抗体を、マウスを使えばすぐに作れるのだ。マウスが作った抗ＴＮＦ抗体がリウマチ性関節炎の患者に注射されると、理論上は、マウスの体内で起こったのとまったく同じ作用が起こり、すぐさま血液循環からヒトのＴＮＦは排除されるはずだ。

もしＴＮＦが本当に意味のある標的なら、抗ＴＮＦ抗体のような強力で選択的な薬で攻撃すれば、治療効果は得られるだろう。しかし、ＴＮＦはリウマチ性関節炎に関与する唯一のサイトカインではなく、決して唯一の妥当な標的ではない。免疫系の複雑な通信ネットワークの中で単一の分子シグナルをピンポイントで狙うこういった戦略は、治療法として機能しないだろうと予測する専門家もいた。しかし、実際にこの方法はみごとに成功したのだ。[21]

新薬については、理論的にもっともらしい案のほとんどはうまくいかない。いろいろな理由で現実の世界では通用しないのだ。生物理論から新薬にたどり着くのはほぼ不可能で、革新的な治療法の成功は何十年もの間、リウマチ分野ではわずかしかなかった。だが、リウマチ性関節炎の新たな治療法として行った、抗ＴＮＦ抗体の初めての治験のデータは強烈な一撃を放った。[22]高用量あるいは低用量の抗ＴＮＦ薬または偽薬を無作為に患者に投与すると、４週間後、高用量を投与した患者の79パーセントが良い反応を見せた。低用量に対しては44パーセントが良い反応を見せ、偽薬に反応したのはわずか8パーセントだった。抗TNF抗体がリウマチ性関節炎の治療薬として初めて商業ベースに参入したとき——ヒュミラやレミケードといった商標名で出回ったが——それは製薬業界始まって以来の最高の売り上げを誇る製品になった。1992年に初めて治験を行った、ロンドンのチャリングクロス病院の免疫学者マーク・フェルドマンとラヴィンダー・マイニは、2003年、医学界のオスカー賞と言える、ラスカー賞を受賞した。2009年には、抗TNF抗体の世界市場規模は年間200億ドル以上と評価されていた。どこから見ても、これぞまさしく大当たりだったのだ。それは多くの患者の生活を変え、大金を生んだ。その発想も実効性もまさに革新的だったからだ。その革新で可能性は大きく広がった。新しい治療戦略のパイオニアとなったこのやり方をカスタマイズして、他の免疫疾患のための抗体医薬開発への最適経路を立案することもできた。リウマチ性関節炎の生物学的製剤によって初めて切り開かれたこの領域は、それ以後、現代医学で最も大きく最も生産力のある分野の1つになったのだ。

抗サイトカイン薬投与で患者はハイになった

もし、抗サイトカイン薬が多くの炎症性疾患の身体的症状に大きな効果があるならば、ミセスPが言っていた憂うつや疲労感や不安感のような精神的症状への効果につ いても膨大な情報がすでに得られているのではないか、と考える人もいるだろう。も し、リウマチ性疾患の患者の多くが、疲労感を最大の問題の1つと思っているなら、[17] 今ごろは多大な研究努力がなされ、抗サイトカイン抗体が身体的症状だけでなく精神 的症状にも有効かどうかの調査がされてきただろう、と考える人もいるかもしれない。 だが、そう思った人は間違っている。

リウマチ性関節炎の新薬として抗TNF抗体が初めて国民医療サービスで利用でき るようになったのは1999年で、わたしがミセスPと出会ってから10年後のことだ った。あれから何年も経ってミセスPが抗TNF治療を試したのかどうか、もし試し たとしたら、抑うつ症状やリウマチ性疾患の他の症状に何らかの効果があったのかど うか、わたしは知らない。あの一度きりの診察の後、再び彼女と会うことはなかった からだ。あれはわたしにとって内科医としての最後の仕事だった。次の仕事は、精神 科医としての最初の仕事だった。医業や国民医療サービスの組織を分けるようデカル トが引いた線を、わたしはまさに越えようとしていた。身体的なしくみよりも、精神 の領域を扱う専門医になろうとしていたのだ。だから、抗TNF抗体を用いて実際に 患者を治療した経験はない。ミセスPのような患者が初めて抗TNF治療を受けてど うなったかを、この目で見たことは一度もない。だが、そういった経験を持つ医師や看護師と話をすると、同じ話の別バージョンを数多く聞かされた。患者らがみるみる明るくなることは、珍しくない。ありそうなことだとは思ったが、ロンドンのユニバーシティ・カレッジ病院のリウマチ病棟の看護師は皆、抗TNF薬の点滴の処置をやりたがったそうだ。患者が元気になり、すぐさまあふれんばかりの感謝を表すことがわかっていたからだ。それは常に予想通りに起こることから、その現象にニックネームが付いた。その名もレミケード・ハイだ。

サイトカインがうつ状態を引き起こすなら、以下のことが期待できるだろう。抗サイトカイン薬は抗うつ薬になるはずであり、1回の抗TNF薬の注射で、心に炎症を起こした人はハイになる。しかし、日々、臨床の場でその名は飛び交うようになったのに、レミケード・ハイは今のところ真面目に取り上げられていない。たいていは、プラセボ反応としてかたづけられてきた。つまり、特にどうということのないブドウ糖をレミケードだと言われて注射された患者でも、レミケード・ハイになるというのだ。それは、特別な新薬治療による健康増進への期待が気持ちに影響するからだとされていた。「ハイになる？　そりゃ、君だってそうなるだろうよ。関節炎を治すという、大ヒット新薬で治療してもらえると思ったら」。このおなじみの言葉に対抗できる科学研究は、わずかしかない。つまり、抗TNF治療の後すぐに患者の気分が良くなるのは彼らが薬を肯定的に捉えるからではなく、その薬が脳に有効な抗炎症作用を直接もたらすからという、ポスト・デカルト的な仮説を検証する研究はごく少ないのだ。[23] レミケード・ハイは、うつ状態や疲労感といった心の炎症の症状を治療する、新たな方法への大きな手がかりをもたらすかもしれない。その手がかりについては、後ほど探っていこう。だが今のところ、医学はそれを心の錯覚だと見くびっている。わがデカルト的な盲点に隠されて、見えているはずなのに見えていないもう1つのものがあるのだ。

次の章では、精神医学の世界に目を向ける。伝統的な考えでは、精神医学はあらゆることがらが他の医療領域とは違う世界ということになる。二元論者の宇宙では、体と心はこの上なく異なる別々のものだからだ。だが、一方の側からもう一方の側へ渡ろうとする今、「まともな医者」と、イギリスでは「自転車の曲乗り師（trick cyclist）」という別名もある「精神科の医者」とを大きく隔てる境を越える今、炎症という話の糸口をしっかりとつかんでおこう。実際、心と体を結びつけるのは、その糸かもしれないのだから。

第4章　医学はうつ病をどう扱ってきたか

うつ病の医学における位置づけの遍歴

医学の歴史上、うつ病は炎症よりもさらに古いものだ。炎症の主な症状については古代ローマ時代までわからなかったが、メランコリアは古代ギリシア時代からとりあげられてきた。紀元前400年頃にヒポクラテス派に学んだ医師らは、メランコリアの2つの様相に気づいた。今で言う、感情と認知の問題だ。当時の医師らはそれを、魂の苦悶（*angor animi*）が不安や失望や悲しみや憂うつとなって現れたものと考えた。メランコリアは悲観的で非現実的な思い込み（*cogitatione Defixus*）を形成する傾向を持つとされ、2世紀の医学者ガレノスの患者たちは、こう表現された。「彼らはまるで自分がかたつむりになったように感じて自分の殻が壊されないように他者を避けるか、そうでなければ『世界の天空を肩で支える巨神アトラスが、嫌気がさして去ってしまうのではないか』と心配している[24]」

この感情的、認知的な症状は、身体機能の異常として生理学的に説明された。脾臓に黒胆汁が過剰に蓄積されたためというのだ。ヒポクラテスの生理学によれば、人間には４つの体液があり、それらは気性の多くの面をつかさどり、病気のかかりやすさや治療への反応に関わる。そして黒胆汁はそのうちの１つだという。黒胆汁、黄胆汁、粘液、血液という重要な体液は体内を巡り、互いに影響を及ぼし合っているが、そのバランスの変化により医師は症状を説明し診断した。たとえば、粘液が多すぎると感情の動きがなくなり、リウマチや胸の病になる。黄胆汁が多すぎると怒りっぽくなり、肝臓病になりやすくなる。血液が多すぎると楽天的になるが、心臓病にかかりやすくなる。そして、黒胆汁が多すぎると憂うつになるのだ。当時は、体液のバランスを元に戻すために、食事や運動や下剤や瀉血（しゃけつ）によって体内の黒胆汁の悲しみの影響を鎮めることが、抗うつ治療だった。

　こうした古代の考えは、体内に黒胆汁など存在しないとわかっている現代人にはどこかこっけいに思えるかもしれないが、ヨーロッパ医学の権威ある説として非常に長い間、生き残っていた。１８５０年代まで、たいていのイギリスの医師はヒポクラテスの伝統に従って治療を続けてきた。そして、メランコリアの患者にとっては、奇妙で欠点のある生理学とはいえ、ともかく生理学を根拠とするヒポクラテスの薬は、神学を根拠とするもう１つの治療よりはましだったのだ。たとえば、ケルススは古代ローマの人だが、メランコリアの原因についてはヒポクラテスとは考えを異にしていた。

ケルスス以前や以後の多くの人々と同じくケルスス自身も、メランコリアは悪魔の憑依の証拠、つまり悪魔の魂が患者の魂を捕らえている印だと思い、それは患者の悪行か道徳心の緩みへの罰だろうとみなした。そして、それ相応の厳しい治療として、悪魔祓い、むち打ち、火あぶり、独房監禁、鎖や手錠による拘束などを勧めた。原始時代から中世を経て18世紀の魔女狩りの時代にいたるまで、数えきれないほどのメランコリアの患者が「それは体の病ではなく魂に宿った悪魔のしわざだ」という狂信のもとに、きわめて残酷な扱いを受けたに違いない。

１８５０年を過ぎてようやく、２００年前にデカルトが予言していた医学界の機械論的な革命が、ヒポクラテスの伝統を負かし始めた（医学の変化は常にのろのろとやってくる）。とはいえ、１９５０年代には、プレ・デカルト、つまり二元論以前の昔の医学理論――体の症状も心の症状も体液が原因だという理論――はほぼ粉砕され、体は機械だとする医学がそれに取って代わっていた。ヒポクラテスの業績の一端は、今日では現代医学用語にその痕跡を留めているのみだ。メランコリアという言葉は今も精神科医によって使われているが、黒胆汁という意味はない［メランコリアの名はギリシア語のメラン（黒い）＋コレ（胆汁）に由来する］。それに代わる現代の診断名は、正式には大うつ病性障害（ＭＤＤ）という。

今も医学生に教えられている炎症の症状が古来の症状と同じであるように、現代のうつ病の症状も、２０００年前に初めてメランコリアという診断名が付いたときと変わらない。だが、炎症の主な特徴は、免疫学という新たな科学によって十分に説明されてきたのに、うつ病の臨床症状については、いまだにそれに匹敵するほどの詳細なしくみはわかっていない。アメリカ精神医学会の『精神疾患の診断と統計マニュアル』第５版[25]（ＤＳＭ−５）の正式な定義によるＭＤＤの診断には、アンヘドニア（無快楽症）やアノレクシア（無食欲症）も含め、ガレノスも気づいたであろう抑うつ症状のチェックリストを使うしかない。悲しい気分になる、もしくは楽しいという感覚がなく、さらにチェックリストの中で少なくとも４、５個の症状がほとんど毎日、少なくとも２週間以上あるが、２年以上にはわたっていない場合、その患者は、ＤＳＭを編集した高名な精神科委員会の定義によればＭＤＤである。血液検査も理学的検査もＸ線検査もｆＭＲＩ画像も必要ない。ＤＳＭ−５の診断アルゴリズムによれば、ＭＤＤの診断に身体が役立つことは何もない。ただし、もし血液検査やＸ線検査で身体的疾患が示されたら、ＭＤＤという診断はくつがえるだろう。その症状が「他の医学的疾患の生理学的作用」によるものであれば、ＤＳＭ−５の決定により、ＭＤＤとの診断はきっぱりと否定される。だから、ミセスＰはＭＤＤではないという、妙なことになるのだ。ミセスＰは、ＤＳＭ−５による症状のチェックリストすべてにチェックを入れるだろうが、リウマチ性関節炎だという理由で、ＭＤＤという診断は退けられるだろう。うつ病は、公式には二元論者が引いた線の精神の側に隔離されている。炎症が、身体の側に制限されているのと同じように。

だからどうなのだ？ うつ病が二元論によって隔離されてきたからといって、誰が気にする？ こんな学問的な思索がうつ病患者の実生活にとって、そして、それを治療する精神科医や心理学者にとって、何の意味があるというのか？

二元論がうつ病のスティグマを悪化させる

思うに、多くの患者はうつ病を、個人的な失敗の印と捉えているのではないか。もしうつ病が純粋に精神的なものなら、もしすべては心の問題なら、もし感じ方やものの考え方や振る舞い方が違っているということなら、自分のうつに関する責任を、意見や決断といった他の純粋な心の現象の責任と同じように背負い込むのも仕方ないのではないか。うつ病の人は、それが自分の落ち度であるかのように自らをとがめがちだ。臨床心理士はこれを、認知バイアスと呼ぶ。自分自身について肯定的ではなく否定的に思考する傾向を持つことである。これはうつ病の特徴で、認知行動療法という治療が施される。だが、さらに深刻な症例になると、自分を批判したり過剰に責めたりする気持ちから自傷行為にいたることもある。また、自分はダメ人間という思いは、虚無妄想——自分はすでにこの世に存在しないという誤った思い込み——に姿を変えることもある。こうした自己批判に偏った精神状態が自殺という究極の自己破壊行動の危険因子であることは、言うまでもない。

したがって、ある程度の自らの自意識への心理的攻撃、あるいは自殺という自分の体への攻撃は、多くのうつ病患者が経験する深刻で重要な側面である。これは数千年にもわたって事実であり続けてきたので、必ずしもすべてをデカルトのせいにはできない。とはいえ、うつ病を心の領域に隔離すること、つまり、すべては心の問題だという前提に立つことは、抑うつ障害に伴う罪悪感をいっそう膨らませ、いまだにうつ病やその他の精神疾患を取り巻く、恥の文化、黙殺の文化を助長しているとわたしは思う。

これは何度となく言われてきた話であるが、なお繰り返すに値する。もし、わたしが腕の骨を折ったら、まわりの人の快い支援を多少は当てにできるだろう。おそらく、骨折の顛末は愉快な話となり、ぞっとした経験をあれこれ語れば、たいていは聞き手もおもしろがり、同情し、お返しに自分の苦労話や医療のお役立ち情報を伝えてくれることだろう。ところが、心が折れた場合、こういったことは期待できない。もし、わたしがうつ病になり、楽しみも希望もなく、夜も眠れず、自分は無価値だという思いに絶えず悩まされているとしたら、気づけばひとりぼっちになっている可能性は高い。自分の絶望の赤裸々な話をネタに、他人と外食することはない。精神科の外来でのおかしな話を皆が楽しむことはない。自分にも似たような経験があると、それを話したがる人はいない。話題は変えられ、友人でさえ「なんて言っていいかわからない」と思うかもしれない。わたしがどこかで働いていれば、人事資料にうつ病という言葉を書き込まれたくないと思うだろう。もし求職中なら、前職で数カ月の病気休暇を取らざるを得なかった理由を別に考えるだろう。公職に立候補するつもりなら、うつ病ということが露見すれば、選挙戦は失敗するだろう。国によっては、結婚したくてもうつ病ということが知れ渡れば、その資格なしとされ、兄弟姉妹の結婚の見通しも断たれるかもしれない。

こうした差別的、否定的な評価はスティグマと呼ばれる。ナザレのイエスは十字架に磔(はりつけ)にされたとき、その両手と足の傷によって反逆者の烙印＝スティグマを押された。イエスは最も侮辱的、屈辱的な刑罰の対象者として、体にその印を刻まれたのだ。うつ病やその他の精神疾患に対する現代のスティグマは、そこまで明白な残虐性はない。今はもっと文明化していると思いたいところだ。その通り、確かに世の中は進歩している。今では、かつてのように精神病の人に対する数々の蛮行は見られない。だが、人はそれについての話を避けたがる。いまだに何を言えばいいのかよくわからない。それがただの思い込みなら、責めるのはかわいそうではないかと思うからだ。21世紀では、うつ病のスティグマは患者に身体的な傷を負わせるとか野蛮な扱いをするとかという形ではなく、むしろ何もしない、何も言わないという形で現れている。事実上の隔離だ。わたしたちは、普通の会話からうつ病患者の経験を締め出し、彼らが病気を乗り越え、それを克服し、しっかりと落ち着きを取り戻して帰ってくるまで、ひとりぼっちでほったらかしておく。

二元論がうつ病を心の領域に隔離すると、この問題の責任は多少なりとも個人にあるという含意が生じるので、ある程度は個人の責任でその解決策を見つけなければならなくなる。家庭でも職場でも恥ずかしくて話題にできないほどかもしれないが、それでも患者がある程度語ることは必要ではないかと、わたしたちは当然のように考える。それが、自分の感情の出どころを理解し、話を組み立て、どんなふうにうつ病になったのか、うつ病は自分にとってどんな意味があるのかを患者が自らに説明することになるからだ。二元論が支配する奇妙な世界では、わたしたちはうつ病の友人に何と言っていいかわからないし、彼らと病気について一緒に話をするのも気が進まないだろう。しかし、それでも彼らは誰かと話す必要があるのだという断固たる思いを、わたしたちはしばしば抱く。そして、その誰かとは、スティグマによる沈黙の輪を破る訓練を受けた人だ。

心理学的治療の創始者フロイト

過去100年ほどの間は、うつ病は精神疾患なのだから精神によって治療されるべきだし治療できる、というのが一般的な考え方だった。心理学的症状には心理学的治療が、身体的症状には身体的治療が必要というわけだ。良きデカルト派の医者なら、大きくうなずくだろう。

世界で初めて心理学的治療を考え出したのは、もちろんジークムント・フロイトだ。「もちろん」と言ったのは、フロイトの名はあまりにも有名で、彼の思想の影響はどこまでも絶えることはないからだ。

もし彼がしばしばまちがったことを
ときには理に合わぬことを言ったとしても、われわれにとって
もはや彼は一人の人物ではなく
一つの思想の風土なのだ。
その風土のなかで、われわれはめいめい暮らしている。

〈「ジクムント・フロイト追悼」(『もうひとつの時代』所収、W・H・オーデン著、岩崎宗治訳、国文社、1997年) より引用〉

オーデンの言うように、[26]今や好むと好まざるとに関わらず、誰もがある程度はフロイト支持者だ。彼の分析はさりげなく浸透しているとはいえ、わたしたちの発言や行動は驚くほどその影響を受けている。フロイトの絶頂期は確かに昔だが、今も彼はグーグル・スカラーにおける最も引用数の多い著者の1人であり、マルクスやアインシュタインさえも計量文献学的尺度では軽量級に見えるほど圧倒的だ。キングス・カレッジ・ロンドン精神医学研究所の図書館の長い棚にずらりと並んだ、フロイト全集の標準版24巻の薄青い背表紙を見たときは、ただ恐れ入ったのを覚えている。そして、このフロイトの24の本について、他の著者が書いた論文や書籍が図書館を埋め尽くしていた。

常にわたしの興味をかき立てたのは、フロイトの出発点だ。彼はデカルトの境界線で言えば、心の側に立つ心理学者としてスタートしたのではない。20代後半になって初めて、フロイトは今で言うところの脳科学者や神経科学者になって、身体の側に取り組みたいと思い、神経科学の創始者たちの門下生となった。最初に発表した論文は顕微解剖学に関するものだった。「最も原始的な魚類」の脊髄の、個々の神経細胞の配置について論じたのだ。また、脳卒中やその他の脳の障害によって言語能力が失われる、失語症についての論文も書いた。1884年には、コカインに関する多くの研究をし、医薬品メーカーのメルク社から供給された薬物を自己投与することもあった。フロイトは、コカインが急速にまた可逆的に、鼻や目の粘膜を麻痺させることを初めて発見した科学者の1人となった。これは医学に衝撃を与える発見だと思ったフロイトは、コカインは目や鼻の手術の局所麻酔剤として使えるのではないかと考えた。この発見で、彼はスターになったかもしれない。ところが、その大事な局面で彼は誘惑に負けて研究を放り出し、婚約者と休暇を過ごす。その幸せな休暇から戻ったときには、別の（今では忘れ去られた）科学者が動物の目の手術の麻酔剤としてコカインが使用できることを実証していた。フロイトは発見者の栄誉を奪われたのだ。のちに、フロイトは（冗談としてだとわたしは思うが）こう述べている。「わたしがまだ有名でないのは、婚約者のせいだ……だが、彼女には何の恨みもない」[27]。1886年、二人は結婚した。

次の10年で、フロイトは転機を迎える。真面目な神経科学者としてウィーン大学の教授の椅子にたどり着くのは無理だと悟った。なぜなら、実力では有望な候補者であっても、ユダヤ人だからだ。妻と家族を養うために、フロイトは研究者としてよりも開業医として過ごす時間を多く取った。専門家との交流は、ヨーゼフ・ブロイアーやヴィルヘルム・フリースなど、数人の大事な仲間らとの強烈な知の「親交」に限られた。

ブロイアーは年配で、すでに人体のしくみに自らの名が（共同研究者のエヴァルト・ヘリングの名とともに）冠されるという、医学的栄誉を得ていた。ブロイアーとヘリングはともに、深く息を吸うと心拍数が下がるというヘーリング・ブロイエル反射を発見した。家の中で試してみるといい。静かに座った状態で手首の脈をとり、30秒間の心拍数を数える（35くらいになるだろう）。そして、胸いっぱいに深く息を吸ってから、30秒間息を止める。その間に、再び脈をとる。脈をとりながら、息を吐く。肺がいっぱいに膨らんでいたときは、心拍数が下がっていたことに気づくだろう。そして、再び普通の呼吸が始まると、心拍数は上がっただろう。それがヘーリング・ブロイエル反射だ。肺が膨らむと、迷走神経を通じた信号によって反射的に心拍数は下がる。これは、迷走神経が脳と体の仲介をしているという1つの例だ。だが、ブロイアーとフロイトは、その後はそういった研究ではなく、若い女性のヒステリー症状の治療に催眠術を用いる研究に注目し、１８９５年に一連の診療例についての書を共著で出版した。

ブロイアーに比べて、フリースは若く、名声も科学的業績も低かったが、フロイトにとってはより自由な創造性を感じる相手だった。フリースは「優秀だが片寄った」ベルリンの外科医で、鼻の手術の麻酔剤としてコカインを積極的に使っていた。また、23日や28日で繰り返す月経周期などのバイオリズムの意味について、異常に興味を抱いていた。フロイトとフリースは1887年の出会いからほぼ15年間、文通を続け、鼻と生殖器についての理論を展開しようとした。その理論とは、女性性器に由来する神経症やヒステリー症状は、鼻へのコカイン塗布や鼻の外科手術で治療できるというものだった[28]。

1895年9月、フロイトはベルリンで数日フリースと過ごした後、ウィーンへ帰る列車に揺られながら、脳から精神へという自分の知識の変遷を明らかにする小論を書き始めた。数週間で4万ワードを書き上げ、すぐにフリースに送った。フリースがどんな返事をしたのかはわからない。フロイトはのちに、フリースからの手紙をすべて破棄しているからだ。何年か経ち、怒りが収まり、自伝にもフリースの名が出てこなくなった頃、フロイトはこの小論の唯一の現存する原稿を破棄しようとしたことがわかっている。その原稿はナチス政権下のドイツから迂回路を経てひそかに持ち出され、結局1950年に『Project for a Scientific Psychology（科学的心理学草稿[29]）』というタイトルで出版された。それは精神分析学についての宣言書の草稿だった。キングス・カレッジ・ロンドン精神医学研究所の図書館の、あの薄青い本のすべてが、もう少しで未発表に終わるところだった、未完の草稿から生まれたのだ。

フロイトは、心的エネルギーは今のところ測定不可能でとらえどころがないが、物理的な運動の法則に従っているとし、それは神経細胞の連鎖や回路を通って流れ、その目指す方向が意識の内容を決めると考えた。フロイトは少しだけ略図を用い、そこに言葉で表現したいものを盛り込んで自分の考えを示した（図5）。それは、身体側の神経科学という基点から精神側という未知の分野に向けて、デカルトの境界線を越える大胆な取り組みだった。フロイトは実験室的実験によって自分の考えを試したり、その裏づけを取ったりすることはなかったが、当時の神経科学の技術を考えれば、たとえそんな実験をしても成功しなかっただろう。フロイトは『草稿』で、新興の脳科学に基づく新たな精神科学を創りたいとし、その画期的な意図を「精神分析学」というひと言に込めたが、その意図の通りにはいかなかった。フロイトは当初、精神分析学を精神の領域と体の領域の連結点と考えていただろうが、その後、それは完全に精神の側に寄ってしまう。

患者が語れば、フロイトは耳を傾けた。患者が語らないときも、フロイトはやはり耳を傾けた。患者が語ろうと語るまいと彼は耳を傾け、自分自身の声も聞こうとした。両者の精神の中にこそ、感情転移と逆転移の弁証法の中にこそ、すべては存在した［感情転移とは、心理療法における患者がその無意識的な感情や葛藤を治療者に移すこと。逆転移とは、治療者が患者に対して感情転移をすること］。この精神分析における患者との関係性が、フロイトの新たな実験室となった。何時間にも及ぶ聞き取りや推測の事例を集めて書いた本が、フロイトを世界的に有名にした。心的エネルギーは、もとも

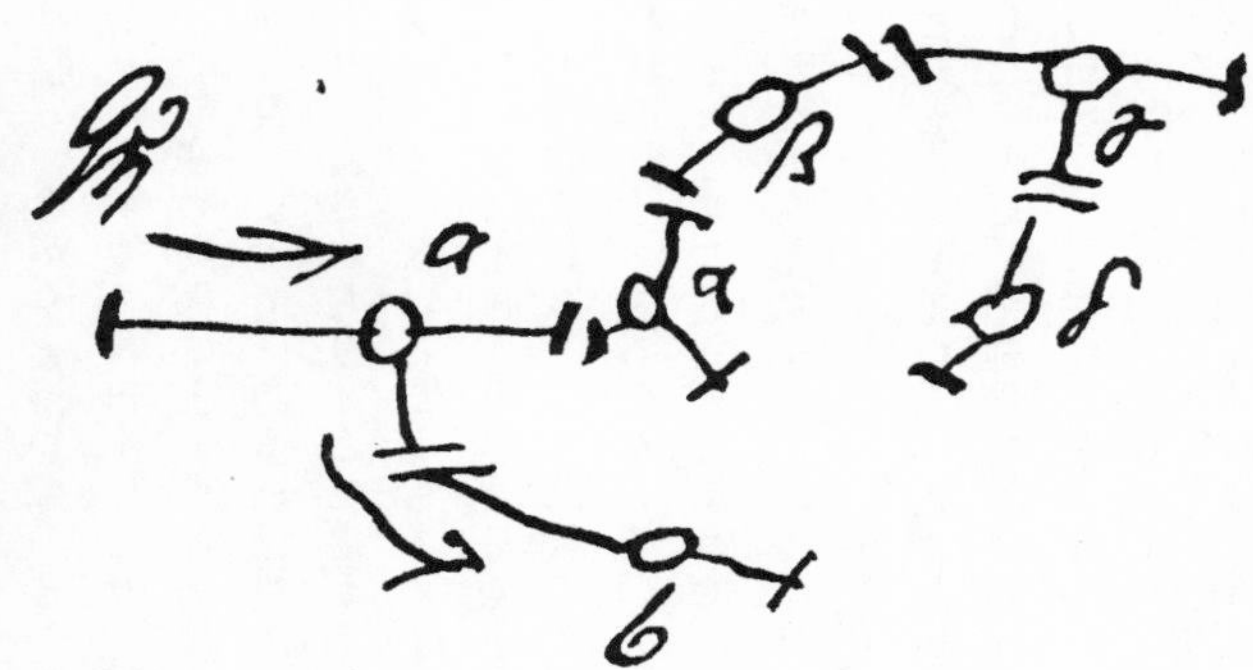

図5｜フロイトが最初に描いた自我の図。左側の、アルファベットのqのような絵文字で示された心的エネルギー、つまりリビドーは、脳に入り、次々と神経細胞を流れていく。流れの方向は神経細胞同士の間隙が持つ抵抗の大きさや、どの細胞がすでにエネルギーで満たされているかによって決まる。フロイトは、最初の神経細胞のaが嫌な記憶を描写すると考えた。その細胞が心的エネルギーによって活性化すると、不快な記憶が心に浮かぶ。すると、自動的にリビドーのエネルギーは最初の細胞を通って次の、悲しみと不快の神経細胞bを活性化する。一方、α、β、γ、δと名づけられた神経細胞の集団——これをフロイトは自我と呼んだ——は、すでにエネルギーに満たされ、こちらに向かってくる心的エネルギーをかわし、不快な記憶を持つ細胞から離れることで、嫌な記憶をきっかけとする悲しみの感情が出ないようにする。これは、心理的防衛のメカニズムを示したフロイト独自の図で、自我が、よみがえる心の痛みを潜在意識下で抑圧することを示している。この図は、当時の神経科学の最前線が投影されたものだ。フロイトの予言的な図は明らかに、細胞間のシナプス間隙の存在を認めている。当時は誰も、いや、あの偉大なる神経解剖学者ラモン・イ・カハールでさえ、その存在を実際に目にすることはできなかったのに（123ページ図8参照）。

とは脳とつながりを持つものとされていたが、リビドーという形をとって今やそのつながりから解放され自由になり、彼の理論を充実させた。リビドーには、誕生や、両親との最初の関係にまでさかのぼる生涯の物語がある。リビドーの成長は、両親との関係の質によって、あるいは性的虐待の実体験やそれにまつわる空想によって妨げられたり、乱されたりすることがある。リビドーは意識を活性化することもあれば、無意識に留まり続けることもある。心の表面下に隠れながら、心の傷だが忘れている記憶に付随する心的エネルギーを蓄積し、こっそりと症状の形成を促す。大人になってから追体験される子ども時代の果てしない屈辱と喪失の痛みが、別の歪んだ形となって症状を発生させるのだ。この心の奥深くに埋められたリビドーという地雷を捜し出し、それをすっきりと放出させ、リビドーのエネルギーを子どもじみたこだわりや、症状を生む無意識のプレッシャーから解放するのが精神分析学の仕事なのだ。

フロイトは、自分は「栄光ある孤立状態で」実験台から診察用の寝椅子へと知の旅をしたと自負していた。精神分析学は大胆な自己分析によって、フロイトが独自に創始したものだ。精神分析学者になりたい者はまず、フロイト自身、もしくはフロイトの分析をすでに受けた者による分析を受けなければならなかった。精神分析学の専門家集団はもともと、家族のように形成された。それぞれの分析学者は自身の分析を通じて、王家の家長としてのフロイトの権威に結ばれていたのだ。しかし、その一家は大きくなるにつれて、御しがたくなり、分裂するようになった。精神分析の理論はさまざまな種や亜種へと多様化し、それぞれが独特の専門用語や関心事を持った。そして、それぞれが一般に心理療法として知られる、別個のやり方を推し進めた。

現在では、国民医療サービスでうつ病治療を求める患者が、古いフロイト派の精神分析を受けることはありえない。治療期間は長すぎるし、費用もかかりすぎる。それに、理論的に効果のほどを裏づける証拠も、他の心理療法よりも優れているという証拠もほとんどない。[30]大方の研究からわかるのは、うつ病に対する（何らかの）心理療法は通常は何もしないよりはましという程度だが、人によっては非常に有効な場合もあるということだ。だが、それがフロイトの精神分析だろうと、ユングの分析心理学だろうと、ベックの認知療法だろうと、何か別のカリスマ療法だろうとあまり関係ない。治療反応をきちんと予測できる指標は、そのセラピストの研鑽履歴でも、治療マニュアルの内容でもない。それは、セラピストと患者の個人的な関係の質や、両者の治療同盟の強さにかかっている。話ができる相手、言うべきことと言うべきでないことを知っているか少なくとも知っていると思っている相手、それゆえ沈黙の輪を破る力をくれる相手を見つけることこそが、多くの患者に有効な心理療法をもたらす最重要ポイントかもしれない。

スティグマも心理療法も、ともにデカルトの二元論による分断に突き動かされている。つまり、うつ病を他のものごとから分離させ、純粋に心の不調として扱うという考えが根底にある。スティグマと心理療法の両方を、うつ病患者は日常的に経験することになり、医学の因習的なイデオロギー（心と体は別個のものという考え）に慣らされていき、服従させられる。スティグマは悪いもので心理療法は良いものという気がするかもしれないが、両者は二元論の世界では同様に自明のこととされる。一方、デカルト的な世界ではまったく採用が予想されないにもかかわらず、診療現場で今や日常的に使用されるようになったのが、広く普及した抗うつ薬である。

ここがデカルトの考える理想の世界なら、プロザックは現れなかったはずだ。

薬草療法の時代から化学製薬の時代へ

薬剤というのは原子が集まった分子という小さな物質で、身体の生化学的メカニズムを狙って揺さぶりをかける。うつ病やその他の望ましくない精神状態に有効な薬が存在するというのは、がちがちのデカルト派にとってはありえないことだ。もしあなたがもともと徹底的な二元論者で、思考は物質世界とまったく関係がないと考え、デカルトと同じく魂は肉体の死後も生き続けると思っているなら、精神に作用する薬など論理的に不可能と思うだろう。その症状が「動物精気」の混乱によって起きているなら、脳や体のメカニズムを対象とした薬物治療というのは筋が通らないのではないか。それはまるで、楽器のチューニングを耳ではなく目で行うようなものだ。

だが実際には、精神に作用する薬は多数存在し、長らくホモサピエンスによって広く、さまざまな目的で使われてきた。アルコール、アヘン製剤、サイロシビン［中米産のシビレタケから採れる幻覚剤］、カンナビノイド［大麻由来の化学物質］、アトロピン［ナス科植物由来で副交感神経抑制作用を持つ］は古代人が植物から発見した精神に作用する薬で、ヒポクラテス登場前の10万年ほどの間、大昔の神聖な儀式や治療の儀式に使われていた。その後、ヒポクラテスの処方により、古代から中世にかけて不規則な体液のバランスを元に戻すために、たくさんの薬草が独創的な使われ方をした。17世紀のロンドンのような都市では、薬草の調合や園芸を専門とする薬剤師のギルドや組合の商売が繁盛した。それらは野心的な職業組織だった。スローン準男爵はロンドンの不動産投資やジャマイカのプランテーションによってひと財産を築き、1673年に薬剤師協会が造った、チェルシーの美しい庭園を購入した。彼はチェルシーの領主だった。庭園はテムズ川に近く、そのため、世界中から新しい植物を仕入れるのも容易だった。小アジア、カリブ海域諸島、アメリカ、中国、南アフリカから輸入されたばかりの、それまで観察されたことのない多くの植物についての記述や目録作りや研究が、その庭園で行われた。食物や繊維の原料や薬品として、それらの植物が有効に使えるかどうかが念入りに調べられた。抜け目のない投資家だったスローンは、この投機的なビジネスモデルの成功を確信していただろう。研究開発による革新と世界規模の売り上げのおかげで、17世紀のロンドンの先見の明ある薬剤師にはあらゆるところから好機が舞い込んだに違いない。やはり、スローンは正しかった。ヒポクラテスの言う体調不調に対する薬草療法は200年にわたり、いい商売になった。しかし、それも1850年頃までのことだった。その頃、ヒポクラテスの説は、体という機械についての多くの発見とともに崩れ去ったのだ。薬草療法は厳しい疑いの目を向けられるようになり、新たに登場した化学薬品がそれをしのぐようになった。

スローンの商売は、首尾よく持ちこたえていたが、最終顧客である患者からは強い不信感や辛辣な言葉を向けられていた。17世紀や18世紀では、たとえパリのような洗練されたヨーロッパの都市であっても、医者にかかる人は病気の原因についての知識を得ることはなかった。医者はよくわからない専門語をしゃべることで評判が悪く、その話はでたらめでつじつまが合わず、堂々巡りだった。ギリシア語やラテン語が限りなく織り交ぜられ、患者は煙に巻かれる。ヴォルテールやモリエールといった諷刺作家が、金まみれの破滅的な医療を揶揄するブラックコメディーを書くと、その上演劇場は満員になった。

モリエールはときには自暴自棄になりつつ、不本意ながらも何人もの医者にかかっていたに違いない。仕事が絶好調だった頃、彼は肺病、のちに肺結核と呼ばれる病気のために死に向かっていたからだ。医者から横柄な物言いをされたモリエールは、言い争いもしたのだろう。彼は医者の尊大さと無能ぶりをよく知っていた。『病は気から』[31]の冒頭は、ルイ14世に捧げるディヴェルティスマン〔幕あいの短いバレエなど〕で、幕が開くと羊飼いたちが愛らしく歌う。

お医者さま、あなたの知識はまるで幻
ばかげた治療に、むちゃくちゃな指示
ご大層なラテン語では、病気はまったく治りませぬ
むかつくようなこの思いを、わたしは耐えねばなりませぬ
この悲しみの中、確かなことはただ1つ
お医者さま、あなたの知識はばかげてる

結核という診断がなされ、抗生物質が治療に使われるまでには、多くの人々がモリエールのように肺病で死んでいった。ただ、舞台で亡くなった肺病患者は、歴史上、おそらくモリエールだけだろう。最初にして最後のパリの初演で、主役の心気症患者をモリエール自身が演じている。公演4日目に彼は血を吐き、緑の絹の衣装にくっきりと広がった赤いしみは、一番安い後ろの席からでも見えた。観客の前で倒れたモリ

エールは、数時間後に息を引き取った。それは、生涯にわたってヒポクラテス的な医療に抵抗した彼にとって、一夜限りの究極のどんでん返しだった。

これを読んだあなたはおかしいと思うかもしれない。もし、モリエールの言う通り、そんなにひどい状況だったとしたら、なぜ彼の戯曲を観に来る流行に敏感な観客たちは、そんなおかしな医者にかかっていたのか？　モリエールは観客に医療の真実を教え、医者たちを見限ってもいいほどだと語った。しかし、観客は見限る代わりに、笑いものにした。人々は医療を見限ることはできなかった。見識ある人々でさえ、このビジネスモデルを葬るわけにいかなかったのは、他に診てもらうところがなかったからだ。誰もがいつか必ず病気になる。ヒポクラテスの商売は、他に選択肢がない以上、幾多の風評被害をものともしないのだ。しかし、薬草療法だけでなく化学療法が患者の手に届くようになると両者は競合し、ヒポクラテスの商売は完全に自滅した。

医師や科学者との強力なパイプを持つハンス・スローン準男爵は、チェルシー薬草園に投資し始めた当初でさえ、その商売に対する不吉な予言は聞いたことがあっただろう。その予言者の本名はフィリップス・アウレオールス・テオフラストゥス・ボンバストゥス・フォン・ホーエンハイムだが、1520年代、30歳頃から自らをパラケルススと名乗り始めた。父はスイスの医師で、パラケルススは幼少から医術や錬金術の見習いをしていた。自信家で才能があった彼は、従来通りの医学の道へ進むための条件を完璧にそろえていた。しかし、ヒポクラテスの伝統に則った訓練や免許を受け入れる気はなかった。古来の資料を人前で焼き捨て、まやかしの薬を売っていると薬剤師を非難し、学者的な医者を軽蔑した。行く先々の都市で、権威ある医師を故意に怒らせた。こうして、バーゼルからチューリヒへ、チューリヒからハイデルベルクへと生涯にわたって、都市から都市へと渡り歩いた。彼は自分を優れた医療改革者だと考え、そのスケールは宗教改革者のマルティン・ルター並みだと自負していた。ヒポクラテスの4つの体液説に代わって、パラケルススの3つの原質(硫黄、水銀、塩)を提唱し、これを自分の化学療法の柱とした。

1529年、ニュルンベルクを放浪していたパラケルススは「おまえたちにあの難病患者たちが治せるものか」と地元の医師らを挑発した。難病患者とは15人の「フランス病」にかかった患者のことだった。「フランス病」とは、進行性の疫病である梅毒のことで、当時のドイツ語圏の人々にはその名で知られていた。パラケルススは、街から壁によって隔離されたハンセン病療養所にいる患者たちを訪ね、奇跡に近いことを行った。梅毒患者の肌の潰瘍や痛みを消したのだ(少なくとも、何人かの症状は消えた)。それは画期的な秘薬である水銀軟膏のおかげだった。それは完治ではないのだが、完治したと彼は言った。水銀がそれに触れた皮膚の梅毒菌を殺したので潰瘍は消えたが、軟膏の効力が及ばない体内では、実は目に見えない多くの菌がそのまま残っている。それでも、潰瘍を治したおかげでパラケルススは無事にニュルンベルクを後にし、再び自由な旅を始めるが、12年後、ザルツブルクで酔っぱらいのけんかに巻き込まれ、この世を去る（図6）。

パラケルススは生涯、敬われることもなく、一文無しで亡くなったが、ある意味では未来を的確に見通していたと言える。その死から300年後の19世紀後半、パラケルススが生涯を通して怒りの矛先を向けていたヒポクラテスの説は、デカルト的な医術の前についに崩壊する。メルクやロシュといった最初の製薬会社は、錬金術ではなく化学を用いて薬の発見、精製、測定、製造を行うようになった。化学会社や染料会社から新たな産業が生まれ、その多くは、パラケルススが頻繁に訪れたバーゼルのような都市に基盤を置いた。組織化された製薬産業は、パラケルススの錬金術の作業と同じことを行おうとしていた。ただし、もっと本格的に、進んだ科学の助けを借りて。

製薬の初のブレイクスルーは伝染病の新たな特効薬で、それは20世紀前半に市場に登場し始めた。パラケルススが梅毒治療に用いた水銀剤には、梅毒と同等の危険性があったが、それに代わって1910年頃から現れたのが、より効果があり、毒性の低い化学薬品だ。1940年代には、初の抗生物質であるペニシリンが梅毒やその他の伝染病治療にきわめて効果が高く、安全だということがわかった。1940年代から50年代にかけて、結核の治療薬として、他にも新しい抗生物質が生まれた。その中に、

ALTERIVS NON SIT, QVI SVVS ESSE POTEST.
OMNE DONVM PERFECTVM À DEO, IMPERF. À DIABO.
LAVS DEO, PAX VIVIS, REQVIES ÆTERNA SEPVLTIS.
AVREOLVS PHILIPPVS THEOPHRASTVS.

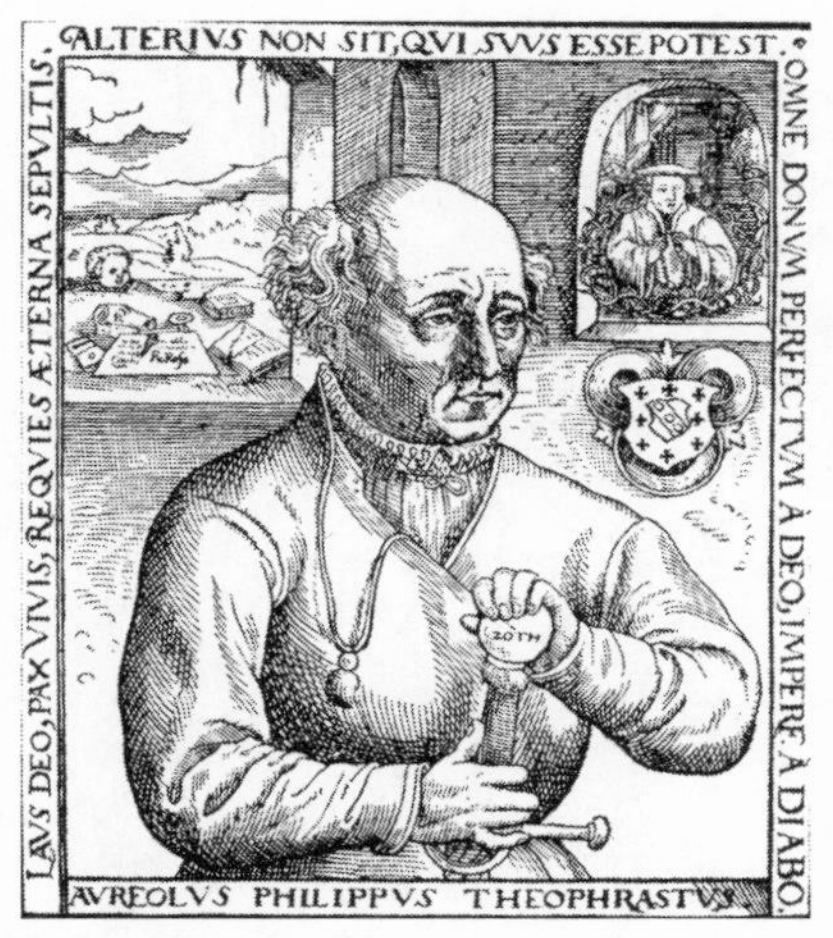

図６｜最初の化学的薬学の唱道者。パラケルススの風貌は、美しくもなく男らしくもない。結婚もせず、あごひげが生えることもなかった。思春期前に、精巣の機能を損なうような、ひどいおたふく風邪にかかったのかもしれないと言われている。しかし、彼のモットーはこの絵の縁に書かれているように、非常に自己主張の強いものだった。「誰のものにもなるな。自分は自分のものだ」。この絵で、彼は難解なオカルト的な象徴に囲まれている。たとえば、バラ十字会のモチーフである子どもの頭が、背後の窓越しに見える田園風景の中に現れている。また、彼が両手で握っている巨大な剣は不思議な由来を持つアゾットと呼ばれるもので、この名は自然界の力を表す魔法の言葉だ。この複合的で難解な肖像画からはわからないだろうが、パラケルススは酒に酔うとすぐ議論を始め、愚かな相手に持論をはっきりとわからせるために、すぐにアゾットで空を切ったという。専門家らは、居酒屋で47歳の非業の死を遂げたのは、こうした悪癖と関係があると見ている。フロイト以後のわたしたちの中には、巨大なアゾットは性的機能を失った人生を代償する男根象徴だ、と考える人もいるかもしれない。

やがて、はからずも、うつ病治療のための巨大製薬ビジネスを開拓することになる薬もあったのだ。プロザック時代は、抗生物質の新開発という大きな波から偶然に始まったのだった。

結核治療の新薬を開発するために、ロシュのような企業は理にかなった方法を選んだ。さまざまな分子を研究室でスクリーニングし、結核菌という、病気の根本原因の細菌を最も効果的に叩く分子を見つけるのだ。論理的に考えれば、試験管内もしくは実験的に感染させたマウスの体内でこうした細菌を殺す化学薬品であれば、人体内部でも細菌を殺して病気を治す可能性は十分ある。実は、第二次世界大戦の終結時にこんなことがあった。ドイツは、戦闘機や飛行爆弾のロケット燃料として作ったヒドラジンという化学薬品を大量に備蓄していた。連合国はそれを薬学研究のために解放した。ロシュ社はヒドラジンをベースに何百という新たな分子を合成し、結核菌に感染させたマウスへの効果を調べた。その中で、イプロニアジドという分子が細菌増殖を止め、感染したマウスを延命させることがわかった。次は、それが実際に患者に効くかどうかを確かめることだ。ロシュ社は臨床試験を開始した。

20世紀の初めには、結核はニューヨークの死因の第2位となり、1913年には、スタテンアイランドの人里離れた場所に結核患者専用の大きな病院ができた。そのシービュー病院の目的の1つは、サナトリウムとしての役割であり、患者に休息を与え、

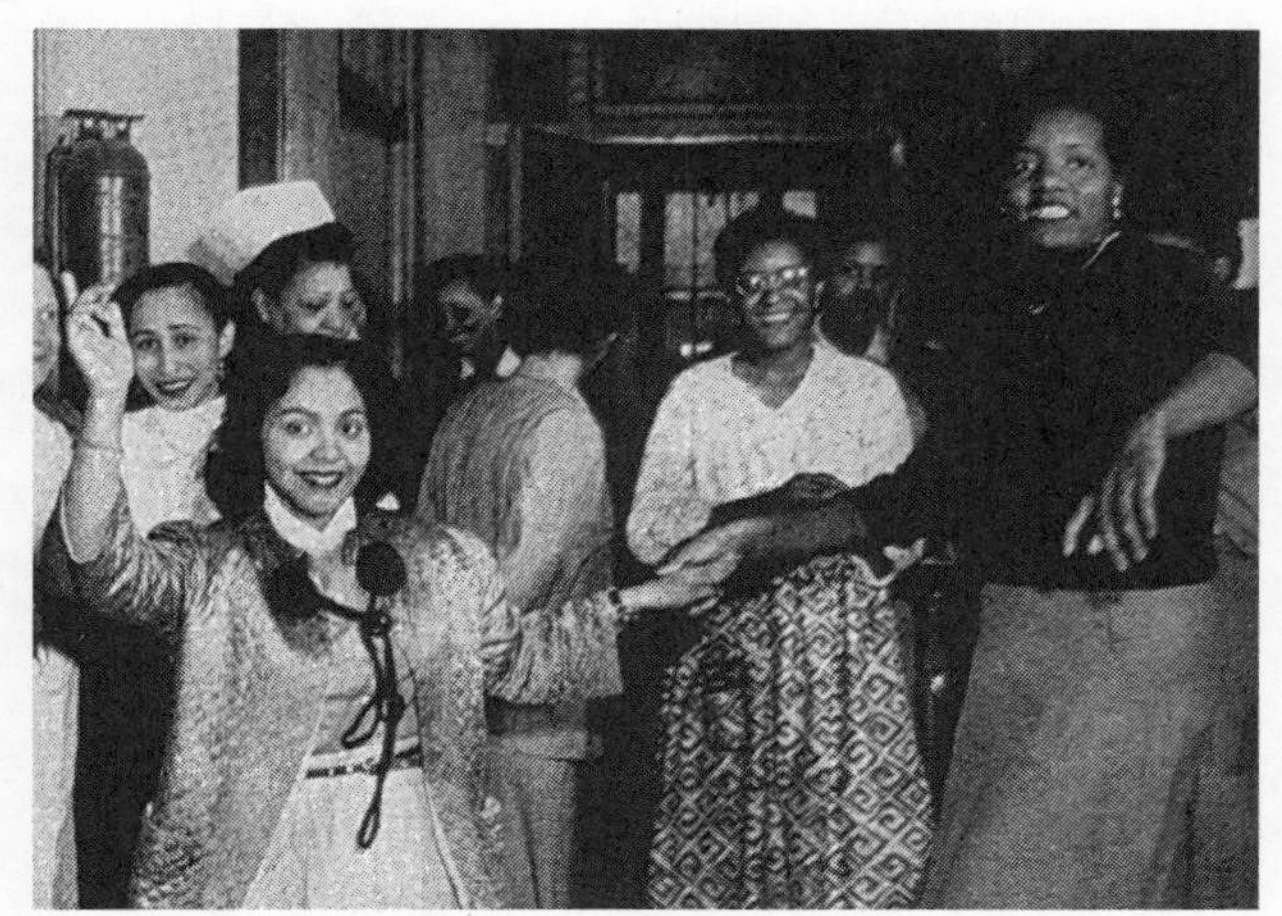

図7｜抗うつ薬の登場がもたらした歓喜の場面。1952年に「ライフ」誌に載ったフォト・エッセイ。イプロニアジドの臨床試験をするまでは、回復の見込みのない結核と見限られ、死への途上にあった患者たちが明るい笑顔を見せている。病棟中に幸福の波が押し寄せ、患者らは命拾いしたことを祝って「まだ肺に穴（ホール）はあるけれども、ホールで踊っている」。彼らは幸運にも初の有効な結核治療薬を投与されたが、驚くことに、それは世界初の抗うつ薬でもあったのだ。

新鮮な空気や日光や気持ちのいい海の景色を堪能させることだが、もう1つの目的は、牢獄としての役割で、そんな美景の中でも病が容赦なく進行して死にいたるまで、患者を他の住民たちから隔離することだった。効果的な治療法はなかった。患者は力なくベッドに横たわり、衰弱し、疲れ果て、暗い思いで容態が悪化するまま日々を過ごしていた。1952年のシービュー病院でのイプロニアジドの臨床試験は、この悲惨な状況をみごとに打開した。イプロニアジドで患者たちはすぐに元気になった。活発で社交的になり、食欲も増し、肺病の進行も止まったのだ（図7）。それまで、患者が生きてシービュー病院を離れ、ニューヨークでの通常の生活に戻ったことはなかった。1960年代の初めには、病院は完全に無人となった。その跡地は現在、暗い廃墟となり、歴史的興味を満たす場所となっている。

抗うつ薬の黄金時代の始まりと終わり

結核治療薬としての、イプロニアジドや同時代の同種の特効薬の売れ行きについては疑念の余地はほとんどなかった。これは新聞が書き立てたようにまさに奇跡の治療法で、医師も承知していたように堅固な科学の上に打ち立てられた偉業だった。だが、思いがけずに起こったイプロニアジドによる多幸感をどう考えればいいのかははっきりしない。デカルト派の医師らは、それはプラセボ効果に違いないと主張した。初期の多くの臨床試験では、きちんとした盲検化［医師や患者に治療薬か偽薬かわからないようにして臨床試験を行うこと］や対照試験がなされていないことが多い。つまり、投与される薬は、患者が「これできっと治る」と信じている薬なのだ。もし、結核という死刑宣告から逃れられると思ったら、「そりゃ、あなただって元気になるでしょう」というわけだ。しかし、プラセボ効果だけでは、病棟で踊り出すまでにはいたらないとする医師もいた。これは偶然見つかった手がかりで、この結核治療薬には人間の脳に対してこれまで思いもしなかったような作用があるのかもしれないというのだ。

1950年代、ニューヨークのやり手の精神科医は皆そうだったが、ネイサン・クラインもまた、自分がフロイト主義という風土の中で仕事をしていることを十分意識していただろう。当時、精神分析学はアメリカの精神医学で最も有力な考え方として絶頂期を迎えていた。だが、クラインはシービュー病院の結核の臨床試験から示唆されるような、これまでとはまったく違ったうつ病の治療法に興味を持った。彼はイプロニアジドを「精神賦活剤」と呼び、それは精神分析療法と同じく低下したリビドーを活発にできるかもしれないと語った。診察椅子はいらない、錠剤でそれができる、と。クラインは精神科医の小集団のリーダーとして、結核ではないうつ病患者に対してイプロニアジドの初の臨床試験を行った。[32] 1957年の結果報告では、5週間、薬を投与された24人の患者のうち18人に気分や社交における改善が認められたとされる。

プラセボ効果を想定した対照実験は行われず、患者のほとんどはうつ病ではなく統合失調症と診断されていた。今日なら、このような結果は抗うつ薬の効力の根拠としては、あきれるほど薄弱だとされるだろう。しかし、それから1年も経たぬうちに、40万人ものうつ病患者がイプロニアジドの治療を受けているのだ。当時、イプロニアジドは結核の治療薬としてしか、表向きは許可されていなかったのに。それでも、ロシュ社の社長の支援によって許可を得たクラインは、うつ病の治療薬としてイプロニアジドを市場に出した。7年後、さらに10種の新たな抗うつ薬が市場に出回り、400万人以上の患者がその治療を受けた。1964年、クラインはラスカー賞という賞金が出る賞を受け、ノーベル賞にも内定していた。受賞理由は、「どんな精神科医よりも、精神疾患の治療と看護においてかつてない大きな革命に貢献した」というものだ[33]。だが、クラインの臨床試験を手助けしたある同僚は、その見解に異を唱えて訴訟を起こし、この栄誉の半分と現金1万ドルの半分を要求した。クラインはそれを支払った。

そして、ストックホルムに招かれることはなかった。

イプロニアジドは多額の売り上げを誇り、一躍出世したが、忘れてはならないのは、その薬がどうして抗うつ薬として効くのかという疑問が解決していないということだ。「精神賦活剤」という名前は、便利なことにさまざまな患者に対してさまざまな意味を持つが、科学的にはふざけた名前だ。薬という物質が、どうして精神にリビドーのようなエネルギーを与えることができるのか？　イプロニアジドが脳の物理的、化学的メカニズムにどう働くのかについては、もっといい説明があるはずだった。少なくともその時点でわかっていた脳のメカニズムに関するものが。1960年代の初めだった当時に大きな反響を呼んでいたのは、シナプスのしくみを通じて神経細胞が互いに連絡しているということだった。その頃の流行語はいわゆる神経伝達物質の名前で、たとえばドーパミンやアドレナリンなどカテコールアミンとして知られるものだった。進取の気性に富んだ精神科医らは、イプロニアジドなどの抗うつ薬が効く非精神的なメカニズムを探っており、この新しい神経科学から有力な理論をひねり出そうとした。なぜ、抗うつ薬は作用するのか、そしてそもそも、うつ病の原因とは何なのかに関する理論だ。だが、それらの理論の由来とそれがなぜプロザックにつながったのかを知るには、まず一歩下がって物事を見る必要がある。

人間の脳には1000億の神経細胞があり、それが中枢神経系として協力し合っていることは、今ではあたりまえのことと思われている。系（システム）としての機能を果たすには細胞間の伝達がとても重要であるのは、言うまでもない。しかし、神経細胞同士はどのように結ばれているのだろうか？　この疑問に初めて正確に答えたのは、フロイトと同時代のスペイン人、サンティアゴ・ラモン・イ・カハールで、現代の神経科学の創始者として今も広く認められている人物だ。カハールは顕微鏡の扱いが非常にうまく、新たな染色法を用いて特定の神経細胞だけを際立たせ、まわりを囲むたくさんの神経組織から視覚的に分離させることができたので、彼が顕微鏡で観察すると、それぞれの細胞の微細なつくりまで見ることができた。彼以前に神経系をここまで観察できた人はほとんどいなかったが、そのうちの1人がカミッロ・ゴルジというパヴィア大学の組織学教授で、顕微鏡観察のための染色技術を先に考案していた。その技術をラモン・イ・カハールは用いたのだ。

ほとんど見たことのないものが見えるようになる、それだけでも大したことなのに、ラモン・イ・カハールはきわめて正確に、しかも芸術的に見たものを描くことができた。しかも、仕事の虫だった。独力で大量のプレパラートと神経細胞の線画を作ったが、そのどちらもこれ以上ないほど水準の高いものだった。健康か不健康かを問わず、あらゆる成長段階の人間や他の脊椎動物の脳について、彼は立派な論文や教科書を発表した（図8）。その見解とは、神経細胞はしばしば互いに密に接触しているが、1つ1つは独立している、つまり、最も近い細胞同士でさえその間には隙間があるということだ。慎重な自然観察者としては大胆な主張だった。なぜなら、ラモン・イ・カハールは実際にその隙間を見ることができなかったからだ。19世紀の顕微鏡では拡大率を最大にしてもその隙間は狭すぎて見えない、と彼は考えていた。

誰もがラモン・イ・カハールに賛同したわけではない。ゴルジも納得していなかっ

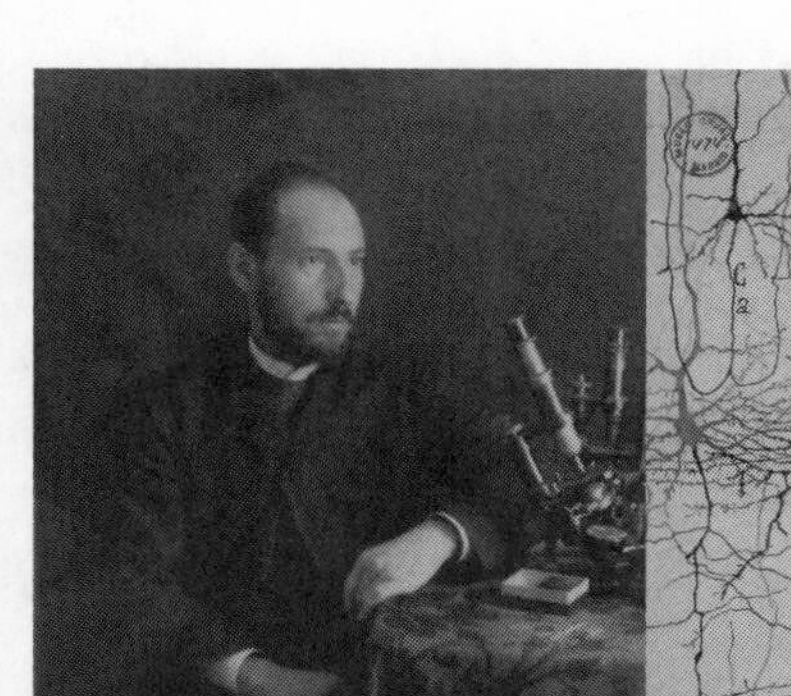

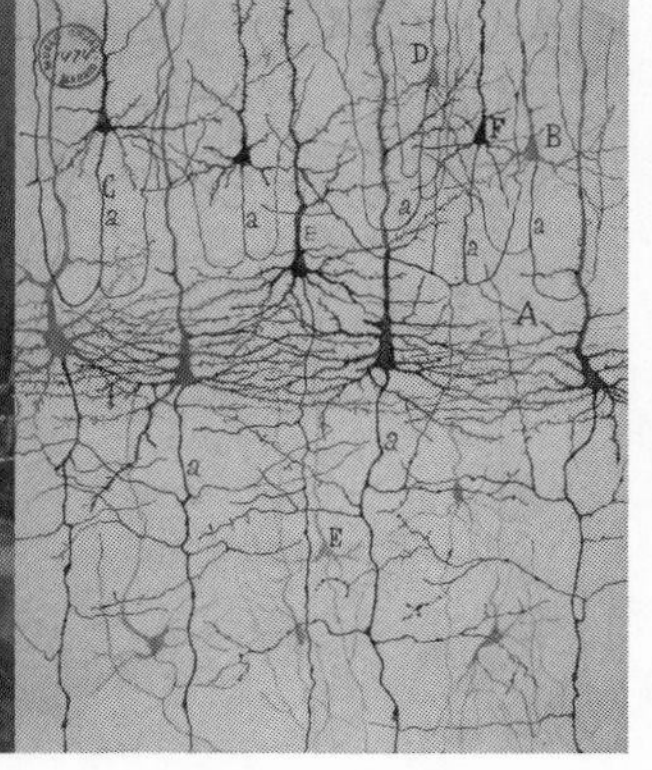

図8 | シナプスとそれを観察した人。サンティアゴ・ラモン・イ・カハール少年が一番なりたかったのは芸術家だったが、父親の説得に従ってやむなく医師になった。若い頃、台所の古いテーブルの上で真鍮の顕微鏡で初めて目にした神経細胞を、その芸術的才能を活かして驚くほど美しく精密なペン画にした。細胞同士が互いに接触して、神経細胞のネットワークを作っているのが見えたのだ。細胞同士は接していたが、その間に隙間は見えなかった。しかし、彼は隙間が存在すると確信していた。彼の死後20年ほど経った1950年代に、その確信は証明された。今では事実とされているが、シナプス間隙は存在し、セロトニンのような神経伝達物質が、くっついていそうでくっついていない神経細胞同士の橋渡しをしているのだ（161ページ図10参照）。

た。カハールと同じく顕微鏡をのぞいたゴルジは、神経組織の中に無数の濃染核があり、核小体同士の間に複雑な模様を呈する細胞質の細い糸が存在するのを認めた。カハールと同様、ゴルジも細胞間の境界を示す隙間を見ることはできなかった。ゴルジはそれを、隙間が存在しないからだと考えた。見えないのだから、存在しているはずはない。自分が見たのは、合胞体［複数の核を持つ細胞のこと］を形成してひとつながりの網状になった神経組織だと説明した。さらに、カハールに鋭い疑問を投げかけた。なぜ、見えもしないのに、神経細胞間に隙間があると考えなくてはならないのか？たとえ目に見えないほど狭い隙間があるとしても、それならば細胞同士はどうやって連絡し合っているのか？ノーベル委員会はどちらの言い分が正しいか決められなかった。1906年、ゴルジとラモン・イ・カハールはともにノーベル賞を受賞したが、業績のすばらしさは同等でも、その説は相反するものだった。両者が没してからわずか40年ほど後、それまでの光学顕微鏡よりもずっと倍率の高い電子顕微鏡によって、初めて神経細胞が観察され、シナプス間隙が認められた。カハールが常々確信していたことが、はっきりしたのである。

こうして、ゴルジの1つ目の異議——見えない隙間の存在は信じられない——は却下された。しかし、ゴルジの第2の疑問はますます大きくなった。隙間があることはわかった。では、神経細胞同士はその隙間を通してどう連絡し合っているのか？　シナプス間隙は普通、1ミリメートルの1000分の1以下しかない。非常に狭いが、隙間がないわけではない。その隙間は、電流の流れを妨げる分子や塩水溶液に満たされている。だから、情報を伝える電気的信号は、まるで隙間がないかのようにシナプス間隙を通過して隣の細胞を電気的に活性化することはできない。それゆえ、その電気信号は別の種類の信号に変わらなければ、その隙間を渡る、もしくは、2つの細胞間でバトンを渡して通信することはできないのだ。

今では、化学信号がシナプスの橋渡しをしていることはわかっている。神経細胞は神経伝達物質と呼ばれる化学伝達物質を産生し、それをシナプス間隙に分泌する。すると、電気的な刺激が起こるのだ。この化学物質がすばやく隙間を埋めて相手の細胞の表面にある受容体と結びつくと、そこで電気的な活性化が起きる。これが、1つの細胞から次の細胞へと電気信号が飛んでいけるしくみなのだ。1950年代には、脳がさまざまな神経伝達物質を用いて、この目的を果たしていることが明らかになってきた。神経細胞同士はどうやって通信しているのかという、ゴルジの第2の疑問への答えはひと言では説明できない。アドレナリン分子の橋渡しに頼るシナプス間隙もあれば、ノルアドレナリンやドーパミンやセロトニンを神経伝達物質として働かせる神経細胞もある。

イプロニアジドが脳内に多幸感や抗うつ作用をもたらすしくみについて、科学者は考え始め、気づいた。化学伝達物質のアドレナリンやノルアドレナリンが神経細胞同士のシナプス間隙で行う送信を、イプロニアジドが促しているのだ。アドレナリンがシナプス間隙に分泌された後、イプロニアジドはアドレナリンを分解する酵素を阻害する。本来ならその酵素によって、化学信号はオンになった直後に事実上オフにされるはずなのだ。通常の分解を抑制することによって、イプロニアジドはシナプス内でのアドレナリンの効果を長持ちさせ、さらに強める。これが抗うつ薬としてのイプロニアジドの作用のメカニズムではないのか？　答えは、イプロニアジドについてはイエスであり、イプロニアジドに続いて、急成長する抗うつ薬市場に出てきた他の新薬についても、おおむねイエスだ。いずれにしても、それらはカテコールアミンと総称されるアドレナリンやノルアドレナリンが仲介する、シナプス伝達の作用を大きく促すことがわかった。

すべてがぴったり符合するように見えた。1965年、のちにハーバード大学の精神医学教授となるジョセフ・シルドクラウトは有力な論文を発表し、事は次の段階に進む[34]。その論文のタイトルは、ずばり「情動障害のカテコールアミン仮説」だ。抗うつ薬がアドレナリンやノルアドレナリンの作用を高めるのならば、そもそもうつ病患者の脳内にはカテコールアミンが不足しているのではないか、と彼は論じた。そんなに飛躍した説とは思えないかもしれないが、やはり飛躍している。

シルドクラウトは、アドレナリンとノルアドレナリンで抗うつ薬の作用のメカニズム（薬の効能）が説明できるだけでなく、うつ病の根本原因も説明できるとした。イプロニアジドのような薬は、主な神経伝達物質の効用を増すだけでなく、脳内でのその濃度を通常のレベルに戻し、それまでわからなかった脳のアドレナリンやノルアドレナリンの不足状態を解消するという推測だ。その論文はみごとな印象を与えたが、シルドクラウトはその考えをやたらに売り込むことはなかった。事実としてではなく、今後の研究を刺激するものとして提示したのだ。それに、抗うつ薬治療を受ける前のうつ病患者のカテコールアミン濃度が実際に低いという証拠が非常に少ないことも、彼はよく承知していた。それでも、パズルの最後のピースがはめ込まれるのは時間の問題だと、シルドクラウトも同時代の科学者らも思っていたに違いない。その頃には、のちに精神薬理学の革命と言われるようになる事象がどんどん進み、1955年にはまったくなかった有効な薬が1965年には数多く登場していた。精神医学の完全な開花に向けて、新たな舵が切られたのだ。

アメリカの製薬会社イーライリリーの科学者らは、次に何をすべきかわかっていた。[35] 彼らは、シルドクラウトの理論はある程度までは正しいとしたが、完璧だとは思わなかった。脳の神経伝達物質はアドレナリンとノルアドレナリンだけではない。セロトニンもある。セロトニンは抗うつ薬開発の新たなターゲットになりうると、まず彼らは考えた。そして、シナプス間隙でのセロトニンの再取り込みを阻害することによって、セロトニンの伝達を促進できる分子を発見した。それは、選択的セロトニン再取り込み阻害薬（ＳＳＲＩ）と呼ばれた。１９７０年代半ばには、最高のＳＳＲＩをうつ病の臨床試験に持ち込む用意はできていた。だが、社の上層部はその薬の効能を確信できず、小規模研究のための出資しかしなかった。臨床試験はうまくいかなかった。ＳＳＲＩを投与された患者の抑うつの程度は、プラセボの鎮痛剤を投与された患者とあまり変わらなかったのだ。それまで10年にわたってこの研究に取り組んできた科学者らは、それでも研究をやめなかった。彼らはこの薬はうつ病に効くと固く信じていた。たまたま発見されたイプロニアジドやその同類と違って、ＳＳＲＩの開発には最初からメカニズムとしての根拠があったからだ。この薬には信用に値する根拠があった。たった1回の臨床試験の失敗を無視してでも、再び試験をするべき根拠があったのだ。次の臨床試験では、ＳＳＲＩはプラセボを大きく上回る効果を見せた。１９８7年には新たな抗うつ薬としての認可を得て、プロザックという商標名で市場に出た。

他の精神薬と違って、いきなりロックスター並みの地位に上り詰めた薬は後にも先にも、このプロザックしかない。１９９0年、プロザックは「ニューズウィーク」誌の表紙を飾った。１９９5年には、世界で20億ドルを売り上げ、『Prozac Nation（プロザック・ネイション）』[36]というタイトルの、うつ病患者の自伝はベストセラーになった。2000年までに4000万人の患者に処方されたプロザックを、「フォーチュン」誌はプロダクト・オブ・ザ・センチュリーの1つに挙げている。しかし、振り返ってよく考えてみると、プロザックの登場とは、抗うつ薬の黄金時代の夜明けではなく、日没だったのだ。ある抗生物質の作用によって結核療養所で患者がいきなりダンスを始めたことがわかり、その驚くべき出来事から30年の間に、企業や大学の研究者はそろって多くの新薬を生み出し、その作用のしくみについて多くの新説を提唱した。しかし、プロザック登場から30年でその分野は花盛りになるどころか、しぼんでしまったのだ。1990年頃から、うつ病やその他の精神疾患のための薬物療法や心理学的な治療法に、これといった新たな進展はない。これは繰り返し訴えたいことだ。

1989年、わたしは29歳の精神科医として、ロンドンのセント・ジョージズ病院や王立ベスレム病院やモーズレイ病院で専門的な訓練を受け始めたが、その頃、数冊の標準的な教科書を勧められた。そこには、当時、精神医学には重要と目されていた主な学説や治療法がすべて載っていた。2018年の現在にいたるまで、もっぱらその教科書の内容をもとに、わたしはどうにか無事に精神疾患患者のほとんどを治療することができている。だが、別の医学分野に進んだ同期たちはそうはいかないだろう。もし、わたしががん患者を診る腫瘍専門医になっていたとして、そして2018年現在も1989年当時のがん生物学や抗がん治療の知識しか持っていなかったら、医療ミスでクビになっているだろう。もし、抗TNF（抗腫瘍壊死因子）抗体を知らないリウマチ専門医だったら、もし、多発性硬化症への免疫療法[37]について最新知識のない神経科医だったら、やはり同じことだ。この35年間で他のほとんどの医学分野では、科学理論に大きな変化が起こり、1989年時点の知識は完全に間違いとまでは言えなくとも、2018年現在の臨床においては十分でないことが露呈している。どうやら精神医学の時間だけが、止まっているようだ。わたしが精神科医になった当時にうつ病治療に用いたSSRIや心理療法は、今も治療のすべてと言っていいほどだ。おおむね両者とも、そこそこ効果があり、患者によってはとても良く効く場合もある。何も問題はない。だが、プロザックという太陽が進歩の地平線に沈んで以来、うつ病やその他の精神疾患のための新しい治療法は登場していないのだ。

セロトニン不足説は茶番にすぎない

どうして、こんなことになったのだろう？　最初から、答えは出ている。病原体が存在しなかったことだ。結核の治療薬としてのイプロニアジドの開発は、結核を引き起こすのが結核菌であるという根拠の上に正しく進められた。他の数ある候補薬からイプロニアジドが選ばれたのは、シャーレの中、あるいはマウスの体内で、結核菌の増殖をイプロニアジドが並外れた力で抑えたからだ。さらにそれは、この菌に侵された患者にも効果を及ぼした。十分に立証された創薬ターゲットから臨床的に有効な薬に向かって、科学的論理はきちんと進んでいった。一方、抗うつ薬としてのイプロニアジドの開発は、論理的には前後が逆になっている。まず、臨床効果（結核患者の高揚感）が先に来て、それから逆に、ターゲットは脳内のアドレナリンの総量をコントロールする酵素だと判断された。さらにそこから逆に、うつ病患者のアドレナリン濃度は低いに違いないという推論にいたったのだ。結核においては、その薬は結核治療のために設計された。ところが、うつ病においては、うつ病のほうがその薬に合うように逆に設計されてしまったのだ。

プロザックの開発の道のりは、論理的にはそれよりきちんとしていた。イーライリリーの科学者らはまずターゲットをセロトニンとした。当時、注目されていた神経伝達物質説に基づいて、セロトニンにうつ病の原因があると考えたのだ。そこを起点として、彼らはそのターゲットに（そのターゲットのみに）作用する薬を探した。そして、その薬が臨床試験で効果を示す（こともある）と証明した。創薬ターゲットから薬へ、その薬から臨床試験へと行き着くまで、試行・検証を重ねるのが医薬品開発の道のりだ。正しいところから始め、ターゲットが正しく確かであれば、うまくいく。だが、間違ったところから始め、ターゲットが正しくなければ、つまり取り上げた分子や細胞や菌が治したい病気と何の関係もなければ、たとえやり方は正しくとも困難に遭遇してしまう。

あのシルドクラウトでさえ、うつ病についての自分の新説には穴があることを明らかにした。１９６５年当時、うつ病患者の脳内のアドレナリンやノルアドレナリンの濃度は異常だという証拠は、ほとんどなかった。１９７５年頃にイーライリリーの科学者らが初のＳＳＲＩを探し始めた際、セロトニンについても同じことが言えた。セロトニンは妥当な創薬ターゲットだったが、その立証は十分ではなかった。医薬品化学は進歩し、セロトニン再取り込み阻害薬、さらに選択的セロトニン再取り込み阻害薬に特化した薬の設計は徐々に容易になった。イーライリリーの研究室で、世界的に有名になる前はLY110140として知られていたプロザックには、十分な薬効があった。みごとにターゲットに作用したのだ。だが、すべてのうつ病患者にとって、セロトニンが作用すべき正しいターゲットだという証拠はあまりなかったし、今もないのだ。

セロトニンは古くから生物に存在するものだとわかっている。進化をさかのぼってみると、ホモサピエンスから線虫（せんちゅう）のカエノラブディティス・エレガンス（Ｃ・エレガンス）にいたるまで、セロトニンはあらゆる神経系に存在する。動物の種類に関わらず、セロトニンを産生して分泌する神経細胞の数は、表面にセロトニン受容体を持つ神経細胞の数よりも、たいてい少ない。Ｃ・エレガンスの脳にはセロトニンを作る神経細胞は３つしかないが、そのセロトニンに反応する神経細胞は何百とあるのだ。[38]人間の脳では、セロトニンを産生する神経細胞は集まって脳幹に小さな2つの核を形成している。脳幹は脳の中でも最も原始的な部分で、脊髄との接合部に近いところにある。脳のやや下方のこの位置から、セロトニンを産生する約50万個の脳の神経細胞が、枝分かれする長い突起を大脳半球へと伸ばし、そこで別の何億もの神経細胞とシナプス接合する。このような解剖学的、進化的な事実には大きな意味がある。このことは、セロトニンは食や睡眠の調節といった神経系の基本的機能にとって重要らしいことを物語っている。でなければ、人間のセロトニン系が線虫のセロトニン系の規模をただ大きくしただけのような姿になっているはずがない。だが、セロトニンが、うつ病になると乱れる脳機能にとって普通は重要だということがわかっても、うつ病の原因がセロトニン不足だということにはならない。この主張を確固たるものにするには、うつ病患者の脳内のセロトニン不足を示すデータが必要だ。しかし、うつ病のセロトニン不足説にとって決定的なこの証拠は、何十年も探し求められているのに、いっこうに出てこない。

わたしがそのことを思い知らされたのは、モーズレイ病院の外来でのある日のことだった。わたしはある患者に「SSRIは、あなたの脳のセロトニン濃度のバランスを取り戻しますよ」と請け合ったのだ。「どうしてそんなことがわかるんです?」と患者は言った。「どうして、わたしの脳のセロトニン濃度がアンバランスだとわかるんですか？」と。その瞬間、わたしがその質問に答えられないことが、わたしにも相手にもわかった。その答えを見つける手がかりさえなかった。重い沈黙の後も、わたしたちはいつも通りに礼儀正しく会話を続けた。患者にはSSRIの処方箋を出し、6週間後の予約を入れ、何か変化があれば報告するように告げた。自分が完全な詐欺師のように思えた。医療の道に入って初めて、モリエールのあのこっけいな茶番劇の「他人を食い物にする」役になった気がした。17世紀のその間抜けな医者は、患者に血が多すぎるから血を抜く必要があると言うが、本当は、患者にどのくらいの血液があるかも、どのくらいの血液が必要かも知らないのだ。

うつ病にはバイオマーカーがない

わたしが現在の思考にいたったのは結局、プロザック以降、なぜすべてが間違った方向に進んだのかをひたすら問うたからだ。その理由は、バイオマーカーがないことだ。

たいていの医学分野では、常にバイオマーカーが用いられる。バイオマーカーとは、患者の生物学的機能、生化学的機能の測定値のことだ。たとえば、ヘモグロビンは血液検査で容易に測定できる基本的なバイオマーカーで、血液中の赤血球の減少、つまり貧血の診断に使われる。ヘモグロビンによって、貧血患者の輸血治療の反応を予測することもできるし、かなりまれだが、赤血球が多すぎる患者を確認することもできる。そういう患者にはまさに、あのモリエールの医者が指示した瀉血が効果的かもしれない。このように、ヘモグロビンは専門用語で言えば、診断バイオマーカーであり効果予測バイオマーカーでもある。グルコースも身近なバイオマーカーで、糖尿病の診断マーカーであり、インスリンの治療反応の効果予測バイオマーカーでもある。すでに、非常に多くのバイオマーカーが存在しているが、その数と精度はあらゆる医学分野で急速に伸びている。ただし、精神医学分野は別だ。現在、その分野における血液検査やバイオマーカーは1つもない[39]。

論理的に考えれば、SSRIやうつ病のセロトニン説はセロトニンのバイオマーカーで説明できるはずだろう。患者がうつ病治療の相談に訪れたら、その脳内のセロトニン濃度を測定し、それが低ければ、セロトニンを増加させる薬を勧めればいいのだ。その治療が始まってから数週間後に、再び脳のバイオマーカーを測定し、セロトニン濃度が通常レベルに戻ったかどうか確かめればいい。セロトニンというバイオマーカーがあれば、患者に甘い見通しを伝えたり、バカみたいに話をごまかしたりする必要もなくSSRIを使えるようになり、患者にとって有益だろう。しかし、セロトニンのバイオマーカーは臨床現場では実現しておらず、専門的な調査研究においてさえ、セロトニンの測定は困難を極めている。

バイオマーカーとしてのセロトニンの測定が根本的に難しい理由は、セロトニン系の構造に関係する。人間の脳でセロトニンを産生する神経細胞の数はそれほど多くなく、その細胞のほとんどは脳幹の中の数個の小さな集団の中に固まっている。生きた人間の、それらの細胞のセロトニン濃度を測るのに唯一、考えられる方法は、脳スキャン法か神経画像検査だ。しかし、小さくて奥のほうにある脳の一部分の画像を撮るのは実際には非常に難しい。特別なスキャナーで、うつ病患者のセロトニン・トランスポーター［シナプス間隙に放出されたセロトニンを細胞内に再回収するタンパク質］を測定したという研究もある。[40] それでも、それに必要な技術には多額の費用がかかり、ひと握りの専門施設以外ではなかなか利用できない。しかも、患者は放射性物質で標識された薬を少量とはいえある程度の量、服用しなければならないのだ。これではバイオマーカーとしてとても日常の臨床現場で扱えないし、この方法はうつ病とセロトニンについての調査研究においても、バイオマーカーとして使われたことはあまりない。

唯一の他の選択肢は、血中もしくは、脳室（脳の内部の空間）を流れる脳脊髄液（CSF）の中の、セロトニンとそれに関連する分子を測定することだ。両方とも研究上は行われたが、現場では実践されていない。血中のセロトニンは、うつ病診断やSSRIの反応を予測するバイオマーカーとしては信頼できないし、おそらくそれは脳のセロトニン濃度をあまり反映していない。血中よりも脳脊髄液中のバイオマーカーなら、まだ脳内のセロトニン濃度を反映していると言えるかもしれない。だが、分子解析のためにCSFのサンプルを抜くには腰椎穿刺か脊髄穿刺が必要で、長い針を脊柱の底部の2つの椎骨の間に差し込んでティースプーン2杯程度の髄液を抜かねばならない。たとえCSFのセロトニンというバイオマーカーで診断が得られても、腰椎穿刺の強い痛みとはとても引き合わない。

だからうつ病に関して、バイオマーカーをガイドにしてセロトニンを調整する薬物治療ができないのは、わたしたちの努力が足りないせいではない。とはいえ、できないものはできないのだ。バイオマーカーがないゆえに、患者にSSRIを投与すべき理由をずばり答えることができない。この薬が効かなければまたあの薬へと試行錯誤しながら、わたしたち精神科医は進み続けることになる。おそらく一番残念なのは、わたしたちがあらゆるうつ病を一律に扱うよう奨励されていることだ。セロトニン濃度が高いうつ病患者と、その濃度が低いうつ病患者の違いがわからなければ、わたしがかつてモーズレイ病院の外来で行ったように、どの患者も一律にセロトニン濃度が低いに違いないとみなし、全うつ病患者にまず同様の処方をすることが正当化されるのだ。

しかし、「彼らは皆同じ」と口に出そうが出すまいが、わたしたち精神科医は彼ら全員が同じ理由でうつ病になり、全員が同じ治療で良くなるかのように振る舞っている。この際、いったん立ち止まり、その「彼ら」という言葉が意味する中身を考えるべきだろう。「彼ら」はどの時点でも世界人口の10パーセントを占め、生涯のどこかで「彼ら」になる人は全人口の25パーセントを占め、ということは、この地球上の全家族の少なくとも1人は「彼ら」になるということだ。あえて言おう。うつ病というものに直接であれ間接であれ、まったく関与せずに生きる人などいないのだ。だから、うつ病について言えば「彼ら」と「わたしたち」との間にはそれほどの違いはない。それなのに、患者にスティグマを負わせる文化のもとでは、そんなことはないと人は思う。少なくともわたしは、脳内のたった1つの測定不可能な分子の変動が、これほど多くの人類を苦しめているとは信じない。そういう意味で、セロトニン説では不十分だ。それでは、計測不能なリビドーというフロイトの説や、存在しない黒胆汁というヒポクラテスの説と何ら変わりはない。

要するに、デカルト以降、うつ病は悲惨な状況に置かれている。デカルトが今にまで残した一般的な二元論によれば、うつ病は公式には心の病である。ゆえにスティグマという汚名を着せられることもありうるし、うつ病の緩和は心理療法によってなされうる。だが、非公式には脳の疾患であるかのようにも扱われ、皮肉も通じないほど根拠を欠く薬が使われている。うつ病は必ずしもすべて心のせいだとはみなされないが、脳や体のせいとしても扱われない。その扱いについてはどちらがいいのか、意見の一致は見られない。論争は中傷めいた文化戦争として続いている。片や「脳は無関係」説を支持する心理学派、片や「心は無関係」説を主張する神経科学派という具合だ。一方、ここ一世代間に注目に値する新薬は登場せず、既存の薬やトークセラピーにも限界があることははっきりしている。心理療法の高まりにもかかわらず、そしてSSRIの単価が下がり、処方が増えたにもかかわらず、いまだにうつ病は2030年には世界最大の就業不能原因になると目されている。富裕国のGDPのおよそ3パーセントという経済コストを占めるのは、がんでも心臓病でもリウマチ性関節炎でも結核でも、その他の身体的疾患でもない。それは主にうつ病などの精神的疾患なのだ。わたしたちはこの事態について、何と言ったらいいのかも、どうしていいのかもわからない。

さあ、今こそ新しいページを開くときだ。

第5章　どのようにうつは炎症で起きるか

デカルト的世界の常識をくつがえすには証拠が必要

1950年代に偶然、抗うつ薬が発見されたのを機に活気づいた治療界は、プロザックが登場した1990年頃には最高の盛り上がりを見せていた。その頃、いくつかの論文がひっそりと発表された。タイトルは「ストレスと免疫：脳と免疫系の関連についての総合的見解」[41]（1989年）とか、「うつ病に関するマクロファージ仮説」[5]（1991年）とか、「大うつ病における免疫反応の証明」[6]（1995年）とかいうものだった。これらを始めとする関連論文が載るのは決まって無名の雑誌で、理由は、その科学的仮説がありえないほど常軌を逸した、イデオロギー的にけしからんものだったから――要するにいかれた説だったからだ。その主張とは、気分状態は何らかの理由で白血球の活性と関連があり、デカルトの二元論を超越して精神と身体はつながっているというものだ。当時の科学的風潮において、この発想は誤りですらなかった。誤りとされるほうがまだましだろう。それは「気分状態は黒胆汁やその他の不思議な体液の流れに左右される」という主張に等しいとみなされたのだ。当然、長年にわたって無視されるか、大半の科学者からきわめて懐疑的な目を向けられるかのいずれかとなる。

多くの場合、科学の新説がいつブレイクスルーしたのか、その歴史的瞬間を特定するのは難しい。われわれ科学者は互いに相手が築いた業績の上に自分の業績を築くので、新しい発想もたいていは旧来の考えに何かを足したようなものだ。それぞれの科学者が共通認識を持って総力を結集するので、知識という本は徐々に分厚くなっていく。ブレイクスルーの瞬間をリアルタイムで捉えるのは、あとからそうと認識するよりもずっと難しい。そもそも、ブレイクスルーとはものを壊す(ブレイク)ことだからだ。ブレイクスルーは必ず、それまでまぎれもない事実とされていたものを打ち壊したり、揺るがしたり、くつがえしたり、疑ったりする。だから、そうした反乱が起きると、現状維持をよしとする常識人らは科学的なブレイクスルーに抵抗し、それを否定したり、世間から隠したり、笑いものにしたりするのだ。

先に挙げた神経免疫学や immuno-psychiatry(免疫精神医学)の初期の複数の論文は、現在のわたしの目にはブレイクスルーに見える。そのどれもが、気分と炎症は関連するという考え方を示し、それは医者が知らなくても患者の間では周知の事柄を科学的に表現し直したものだった。気分障害が体の不調と深い関わりがあるのは皆、知っている。誰もがたまに経験することだが、骨折や口腔外科手術や胸部感染症や予防接種などで体が傷つくと、ひどく疲れたり、引きこもり状態になったり、気分の落ち込みなどの抑うつ症状に陥ったりするものだ。どうやら医学と無縁の大勢の人々にとっては、心と体の健康が深く結びついているのは当然のことらしい。この関連性を免疫系によって説明するのが、免疫精神医学というまったく新しい考え方だ。その是非を問うために、科学者らは炎症性バイオマーカー（白血球やサイトカイン）を測定する初の実験を、うつ病患者を対象に実施した。

それは前例のない実験だった。人間の行動やうつ病を理解するために、初めて最新の免疫学の力と精密さを利用したのだ。それでも、この独創的な試みは少なくとも以後15年ほどは、例によって常識はずれとして受け入れられなかった。2012年、わたしはようやくこの話を知り、ここに大事な鍵があるかもしれないと理解し始めた。免疫機構がうつ病の原因かもしれない。抗炎症薬が新たな抗うつ薬となりうるかもしれない。誰でもするように、わたしは先輩たちの意見を聞いてみた。

「君がここまで分別がないとは思わなかった」と（冗談っぽく）言ったのは、ケンブリッジ大学医学部の欽定講座担任教授だ。グラクソ・スミスクラインの研究開発担当役員は「その話を持ってきたのが5年前だったら、あなたのことを頭がおかしいと思ったかな。今は、そこまで確信は持てないけれど」と（冗談ではなく）言った。

デカルトの二元論という大前提、つまり精神と身体はそれぞれ独立した領域に分かれているという従来の見方が、こうした懐疑的な態度の根底にある。そう考えてもおかしくないだろう。しかし、近ごろの世慣れた科学者は、神経免疫学や免疫精神医学に対する抵抗感を少々刺激されても、デカルトの名を引き合いに出すことはない（哲学など自分の本業とは無関係だと、彼らはもっぱら考えているのだ）。その代わり、彼らは証拠や原因やメカニズムについて尋ねる。問題の核心に迫ろうとするのだ。

炎症とうつ病にはまぎれもなく因果関係があることを、科学者たちは確信したがっている。その上で、なぜ、どのように、ということを知りたいのだ。

体内の免疫系における炎症性変化は、正確にはどのようなステップを経て脳の働きを変化させ、人の気分を落ち込ませていくのか？

そもそもなぜ、うつ病患者は炎症を起こしているのか？　また、体内の炎症反応は、わたしたちが病気に勝てるよう手助けするために発達した味方のはずなのに、なぜ、わたしたちをうつ状態に追い込むのか？

これは難題だ。だが無理難題ではないし、科学的真実を追究するための課題としてはそれほど重くはない。尋常でない主張には尋常でない裏づけが必要なのだ。そして、デカルト派の世界においては心と体が免疫系を介してつながっているという主張ほど、尋常ならざるものはないのだ。

うつ症状が強い人ほど炎症も強い傾向

免疫精神医学の草分けとなった学者の多くは、同一の単純な実験計画から、その先駆的な試みを始めた。まず、2グループの被験者集団を募った。1つは大うつ病性障害（MDD）の患者の集団（症例群）で、もう1つは健康な人の集団（対照群）である。各人から血液サンプルを集め、血中の炎症性バイオマーカーを測定した。炎症性バイオマーカーとはサイトカインもしくはC反応性タンパク（CRP）のことだ。CRPは高濃度のサイトカインに反応して肝臓で産生されるため、体内の炎症状態を間接的に測る指標として役立つ。このバイオマーカーのデータを分析することで、症例群と対照群にどの程度の差があるかが見積もられ、確率検定によりその差が統計的に有意か、つまり、その差が偶然には起こりにくいことかどうかが調べられた。

1992年から2014年までの20年以上にわたり、免疫精神医学者らは何千ものMDDの症例群と健康な対照群におけるサイトカインの測定値を報告してきた。[42] データ全体から見えるのは、CRPやある種のサイトカインの血中濃度がうつ病患者では増えていることだ。これほどの大きさの差が偶然に現れる確率は、およそ1万分の1である。

圧倒的な結果ではないが、これは事実だ[43]。概して、うつ病患者の血中のサイトカイン濃度はうつ病でない人と比べて、少しだが明らかに高い。

健常対照群とうつ病の症例群でCRPのような炎症性バイオマーカーの濃度を測定する、こうした症例対照研究は、そもそも対象者は健常かうつ病かという2つのはっきり区別された枠に入るもの、という発想から生まれている。症例対照研究は、「わたしたち」と「彼ら」という観点から考えがちなうつ病の一般通念を、形として表しているのだ。「わたしたち」は完全に健康だが「彼ら」はうつ病だから「わたしたち」とは全然違う、という考え方である。しかし、別の考え方もある。わたしたちは皆、分布範囲(スペクトラム)のどこかにいるという考えだ。重症、軽症の差はあれど、誰でも抑うつ状態を経験するもので、現実世界では、うつ病の症例群と健常対照群というようにはっきり白黒付けることはできない。このように多面的に考えると、問題は、うつ病スペクトラムで重症の側に寄っている人ほど、血中の炎症マーカーの値は高くなるのかということになる。そして、その答えはイエスなのだ。

これまでで最も大規模な研究の1つが、コペンハーゲンで暮った7万3131人を対象としたCRP値と抑うつ症状の調査だ[44]。デンマークのごく普通の国民で、たとえば物事を成し遂げられないとか投げ出したくなるといった、軽い抑うつ症状がしばしば出る人は、そうでない人に比べて明らかに血中のCRP値は高かった。データ上でも用量反応関係に近いものが見られた。つまり、CRPが示す炎症の度合いが高いほど、負のバイアスのかかった思考や自己批判的な思考という観点から見て抑うつ反応が強いのだ。この関係が偶然に現れる確率は、1兆分の1以下と推定された。

これは確固たる証拠で、大うつ病性障害の症例対照研究によって積み重ねられてきた証拠に加えるべきものだ。普段の生活で、重症の患者と同じような何らかの抑うつを感じる人は、炎症を起こしている可能性があるとわかる。はっきりさせておきたいのは、こうした研究が「うつ状態の人は皆、炎症を起こしている。または炎症を起こしている人は皆、うつ病になる」と立証したわけではないということだ。ただ、明らかな統計的証拠によれば、うつ病と炎症が同時に発生する確率は、それが偶然の一致や悪運によって同時に起こる確率よりずっと高い。そして、1990年代の先駆的な取り組みから研究が重ねられるにつれて、その証拠はますます強固なものになっている。うつ病は、バイオマーカーが示す体の炎症の証拠と関連性があるのだ。これは既存の考えを打ち砕くが、それでも否定できない事実だ。だが、この結果だけでは、炎症とうつ病に因果関係があるとは立証できない。「どのように」という疑問に答えるには、因果関係という、つかみにくいがきわめて重要な問題をしっかりと把握しなければならないのだ。

炎症とうつの間に因果関係はあるか

当然のことながら、結果は原因に次ぐ、あるいは原因は結果に先立つ。だから、もし炎症がうつ病の原因ならば、人はうつ病になる前に炎症を起こしたと考えられる。感染症やその他の炎症にかかった（前ではなく）後に、憂うつになったり、気分が落ち込んだり、涙もろくなったりした経験を持つ人は多い。わたしの歯科治療後のメランコリアは、炎症の後の抑うつ症状という順と、明らかに一致している。歯医者に行くまでは元気だったが、サイトカインの嵐に遭ってから24時間にわたって無気力になり、引きこもって悲観的になっていたのだ。

炎症とうつ病の起こる順を調べる方法としては、一定期間にわたって、同じ人のサイトカイン濃度と気分状態を繰り返し測定するというものがある。南西イングランド生まれの1万5000人の子どもを対象とした2014年の研究があるが、その研究では9歳から18歳までの間に繰り返し、子どもたちの追跡調査を行った。その結果、9歳の時点でのサイトカイン濃度から、18歳時点でのうつ病のリスクが予測されることがわかった。[7] 9歳時点のサイトカイン濃度の値が全体の上位3分の1以内に入った子どもは、その時点でサイトカイン濃度が低い子どもに比べて、18歳時点でうつ病になる確率はおよそ1・5倍だった。重要なのは、9歳で初めて測定を受けたときにサイトカイン濃度が高かった子どもは、より炎症の少ない他の子どもと変わらず、その時点ではうつ状態ではなかったことだ。彼らがうつ状態になったのは、炎症を起こした後だった。

似たような結果が、イギリス政府で働く年配の公務員を対象とした別の研究からも浮上した。[45] 60代の2000人の気分状態と炎症の状態が、2004年、2008年、2012年の3回にわたって調べられた。この高齢者のグループでは、炎症の程度はおおむね低かった。2000人中400人が慢性炎症状態で、2004年も2008年もCRPの値は高かったが、その2回ともうつ状態ではなかった。ところが、2012年になって初めてうつ状態になるリスクが有意に高まったのだ。特に、女性に顕著だった。2004年と2008年にCRPが高値だった女性が2012年に初めてうつ状態になる確率は、もともとCRPの値に炎症の証拠が見られなかった女性に比べて、およそ3倍だったのだ。

まったく違う年齢を対象とした、この2つの長期にわたる追跡研究によってわかったのは、炎症の増大はうつ状態に先んじるということだ。それでも、この結果だけでは因果関係を確定するには不十分だ。別の言い方をすれば、9歳時点での炎症が18歳時点でのうつ病のリスクを高めな**かった**なら、懐疑派は当然、うつ病の原因との関連はありえないとか誤りだとか言うだろう。実際は逆の結果が得られたとはいえ、きっぱりと断定はできない。血中のサイトカイン濃度が4年後か、9年後のうつ状態の有無を予測するとわかっても、炎症の因果的役割は認められるものの、それだけでは説得力のある決め手にはならない。原因としての炎症から結果としてのうつ状態までの時間間隔はあまりに長すぎて、潜在的な一連の事象が長年にわたって原因過程を保ってきたとは了解しがたい。だが、もっと短期で炎症とうつ状態の関係を見れば、その説明不足を補えるかもしれない。

わたしの半生の間に免疫学によって治療の進歩がもたらされた多くの医療領域の1つに、肝炎治療がある。肝炎はウイルス感染によるもので、A、B、Cという3つの型がある。特にB型肝炎は危険だ。ウイルスは長年にわたって肝細胞の中に潜み、免疫系のルーティン作業をまんまとかわして排除されないようにしている。そして、慢性炎症を引き起こし、肝臓を傷つけ（肝硬変）、肝臓がんのリスクを高めるのだ。この悲惨な経過をたどるであろう病気に対して最初に効果を上げた治療は、炎症性サイトカインであるインターフェロンによるものだ。これが治療に使われる根拠は、B型肝炎ウイルスが免疫的に偽装していることにある。患者の免疫系は、本当は重大な脅威であるそのウイルスを、そのままでは脅威とはみなさないのだ。だから、免疫反応を大幅に昂進させて、患者がウイルスを完全に排除できるようにする必要がある。

これには命の危険がかかっているので、その効果的な治療がきわめてつらいものであることは、倫理的に容認されてきた。インターフェロンによる治療は過酷なのだ。治療を始めるとすぐに患者は皆、まるで重症の感染症にかかったかのような反応を見せる。それは発熱、嗜眠状態、食欲不振といった症候群で、sickness behavior（疾病行動）と呼ばれており、サイトカインを注射されたラットにも見られる。これは副作用ではなく、治療によって意図どおりに炎症反応を刺激する重要な作用が起きた証拠なのだ。数週間で、ほとんどの患者はこのインターフェロン治療による急性の影響から回復するが、3分の1は臨床的にうつ状態になる。彼らは、しつこい嗜眠状態や食欲不振や、自己批判感情や罪悪感や悲観的考えにとらわれると同時に、楽しみを求める快楽主義とはまったく逆の、楽しみを感じられない無快楽症[46]に陥る。

はっきりさせておきたいのは、この人たちはインターフェロンの注射をされる直前まではうつ状態でなかったということだ。彼らの経験から、炎症刺激がうつ状態を引き起こすという明確な証拠が得られる。インターフェロン治療ののち、うつ状態になった患者とならなかった患者を比べると、そのメカニズムがさらによくわかる。うつ病歴のある患者のほうが、インターフェロン治療後に再びうつ状態になる可能性が高いのだ。その理由としては、彼らは炎症に対して抑うつ的な反応を示す遺伝的素質を持っていることが考えられる。実際、炎症を起こしやすい、つまり大量のサイトカインを産生しやすい遺伝子プロファイルを持つ人は、インターフェロン治療後にうつ状態になりやすいという証拠がいくつか挙がっているのだ。[47]

疫学的追跡研究、インターフェロン治療後の患者の経験、さらにわたし自身の歯根管ブルースを合わせると、体の炎症はうつ状態に先行するという証拠になる。そして、炎症がうつ病以前に起こるのであれば、炎症がうつ病を引き起こしている可能性はある。どうしてそうなるのかは、まだわからない。だが少なくともはっきりしたのは、この問題についてはさらに生物学的詳細を追究する価値があるということだ。

脳と免疫系はさまざまな方法で連絡している

1980年代の初め、わたしの医学生生活は必ずしも明るいものではなかった。臨床研修は、ロンドンのシティにある聖バーソロミュー病院で受けた。ヘンリー1世に仕えた修道士で宮廷楽師のラーへレが、市壁の外に1123年に設立した病院だ。16世紀にヘンリー8世が再建している。17世紀にはここで、ウイリアム・ハーベーが血液循環説に関する実験を行い、18世紀にはホガースが大広間に壁画を描いている。1878年には、コナン・ドイルによればバーツ［聖バーソロミュー病院の略称］の化学実験室で、ワトスン博士が初めてシャーロック・ホームズと出会っている。おそらくホームズは、のちにフロイトが後追いすることになる新機軸を開いて、「少量の最新の植物性アルカロイド」[48]の薬理学的特性を研究していたのだろう。

バーツは、長らくロンドンの著名な医療人の拠点だった。そのうちの1人のパーシヴァル・ポットは18世紀の外科医で、教科書に載っている2つの疾患、結核性脊椎炎（ポット病）と「煙突掃除人の陰嚢がん」の研究について比類なき栄誉を得ている。ポットは、煙突のすすに含まれる発がん性物質によって陰嚢がんが発症することを突き止めた。これにより5、6歳の孤児らに煙突掃除をさせることを禁じる法ができた。ポットはがんの原因と治療法を史上、初めて発見した医師だとバーツは誇っていた。バーツは、中世の黒死病［14世紀］からヴィクトリア時代［19世紀］の肺結核にいたるまで、ロンドンのあらゆる伝染病をものともせず、ロンドン大火［1666年］からロンドン大空襲［1940年から1941年］まで、あらゆる災難をくぐり抜けた。歴史ある、誉れ高い不朽の病院だったのだ。

だからこそ、当時のバーツの医学教育は独善的で、徒弟制度のような教授法だったのだろう。「バーツの者は見ればすぐ言い当てられるが、その者に言って教えるべきことは多くないだろう」と言われていた。わたしたちは際限なく列挙された症状、徴候、病態生理学についての一問一答を暗記しなければならなかった。たとえば、貧血の32の原因などを。教育目的の回診では、専門医からしばしば質問され、他の学生や職員の前で一連の内容を暗唱させられた。この儀式的な公開尋問というストレスにさらされながら、うっかり間違った答えを口にしたり、正しい答えを間違った順に答えたりしないようにするのが肝要だった。
「ある女性が頭痛を訴えてやってきた。診断のためにまずやるべき10の検査とは？」と問われて、すぐに「脳スキャンです」と答えようものなら、皮肉な言葉が待っている。というのは、どんなバカでもわかるだろうが[49]、脳スキャンは1番目ではなく10番目くらいだからだ。「最初にやるべきことは？」「患者と話すことです」「結構。では、まず問診すべき3つの内容とは？」

こうした由緒ある伝統の中で、3年間を過ごした。繰り返し仕込まれたのは、一定の主要な医学知識を頭に叩き込んで自分のものにすること、お手本から決まった流儀を学ぶこと、それから言葉遣いと医師としての働き方だ。シニアドクターの見識をあまり疑ってはいけないとされていた。このような教え方に腹を立てている学生はわたしだけではなかったが、ほぼ全員がどうにかうまくやりこなした。そんな状況だったから、皆の前で恥をかかされつつ絶対間違いなしと教えられたことが、今になって間違いとわかり、新たな科学知識がその座を奪うとわたしはうれしくなってしまうのだろう（図9）。

昔、といってもそれほど大昔ではないが、脳は免疫特権を持つと医学部で教えられた。脳は血液脳関門（ＢＢＢ）の向こうにあり、免疫系の細胞やサイトカインは脳に達することはできない。BBBは、体の中の炎症の猛攻撃から脳をしっかり守っている。免疫系がそこを突破できるのは、脳卒中や執拗な腫瘍の増殖など、脳が壊滅的な損傷を受けたときのみだ。通常の状態では、BBBは脳にだけ与えられた通行不可能な防護壁として、免疫系を寄せつけない。この定説が真実であるなら、血中の炎症性タンパク質から気分状態へといたるメカニズムの説明に、明らかに大きな支障が出る。もし、末梢の炎症シグナルがBBBを越えられないのなら、脳は何の影響も受けないだろう。もし、脳が何の影響も受けないのなら、なぜ、気分や行動に影響が出るのか？　ベルリンの壁バージョンのBBBがデカルトの二元論の具体的表現の最たるものである理由がわかるだろう。BBBは炎症を起こした体と心との通信を遮断することで、両者を強制的に分離させるというのだ。うれしいことに、以上の話はほとんどが間違っている。

当時でも、ベルリンの壁をBBBのたとえに使うのは的確ではなかった。わたしたちは次のように教わった。ベルリンの壁は厚い鉄筋コンクリート造りだが、BBBは非常に多くの内皮細胞といううれんがのような細胞でできている。内皮細胞は脳の血管の内壁を形成していて、互いにしっかりと連結している。免疫細胞やサイトカインのような大きな分子が血流の中から壁の向こうの脳組織に入ろうとしても、内皮細胞の間にそれらが通れるような隙間はまったくない。ベルリンの壁のたとえをもう一度使

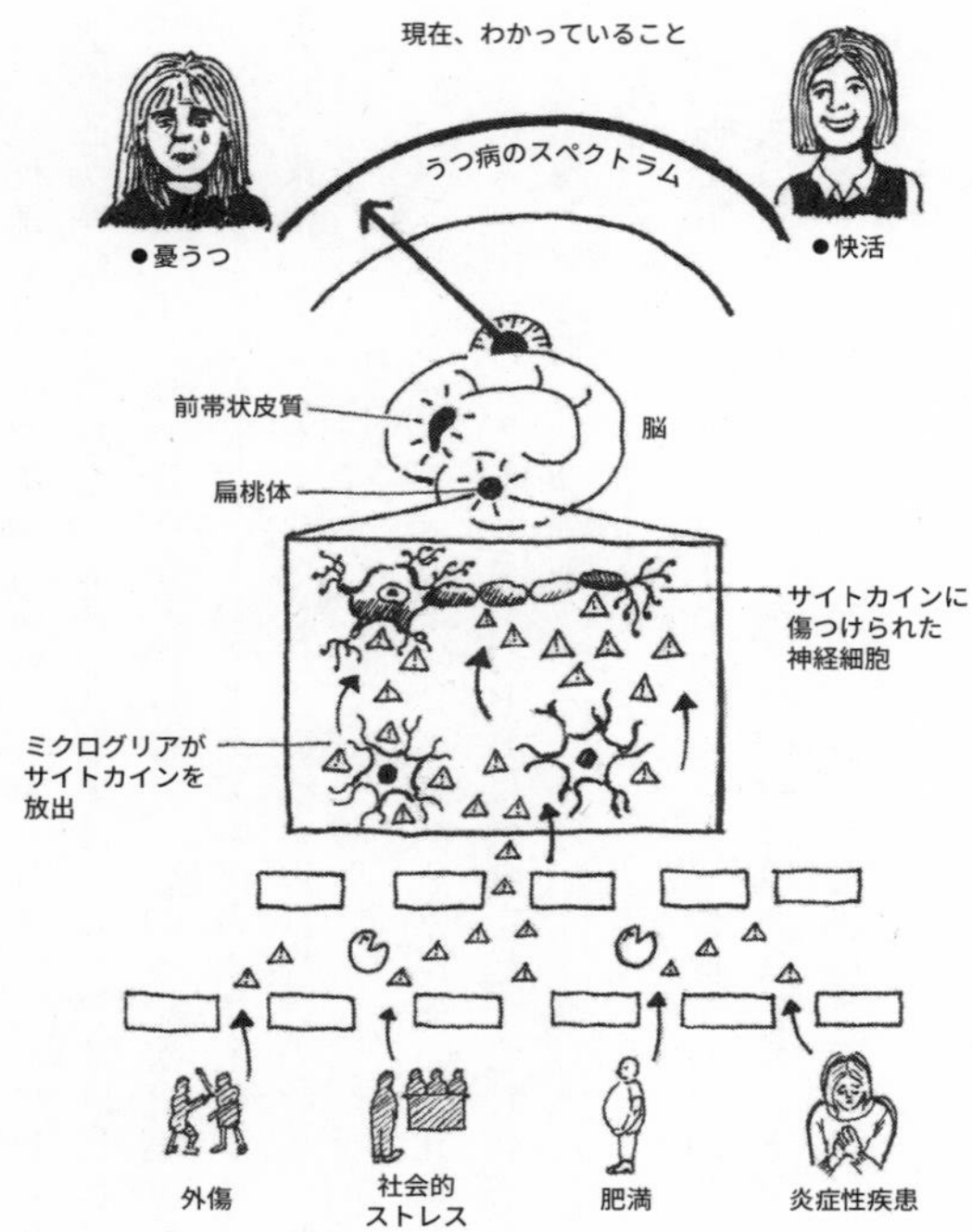

として関連がありそうなものも、数多く存在することが以前よりも明らかになった。ミセスＰの関節炎のような自己免疫疾患、肥満、外傷は体の炎症を引き起こす可能性がある。社会的ストレスも、またしかりだ。人前でのスピーチ程度の短期間で比較的軽いストレスでも、炎症の原因となりうる。炎症とうつ病がメカニズムとして関連するというのは、かつては考えられなかった。しかし今や、なぜ、どのように炎症がうつ病を引き起こすのかという疑問への答えに、わたしたちは着々と近づいているのだ。

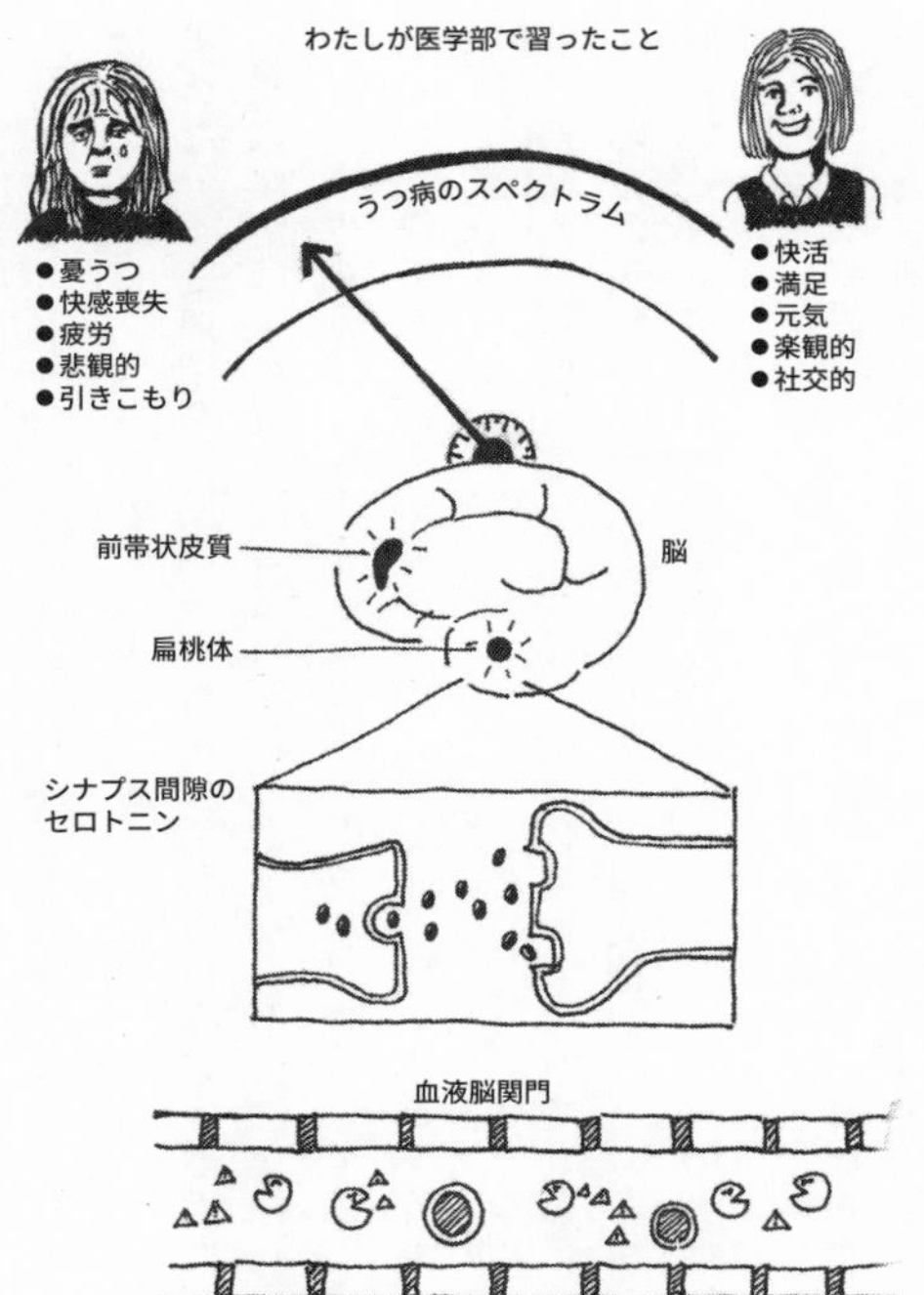

図9｜わたしが医学部で習ったこと。1980年代（左の図）では、うつ病の原因は神経細胞間のシナプスのセロトニン濃度の低下とされていた。また、脳は血液脳関門（BBB）という内皮細胞が密集した壁によって、体の免疫系とは完全に切り離され、マクロファージやサイトカインは脳に入れないというのも常識だった。
現在、わかっていること。右の図では、BBBを渡る多くの伝達経路が存在する。体の炎症が脳の炎症性ミクログリアを活性化すると、それに付随して、脳の情動ネットワーク内の扁桃体や前帯状皮質やその他の重要部分の神経細胞も被害を受ける。炎症の要因

うなら、まるで、特に濃密で接着力のあるモルタルでれんがをしっかりとくっつけて、壁に入り込む隙間をなくしているようなものだ。

現在では、この脳の話には事実と異なる部分があることがわかっている。内皮細胞同士の間には、モルタルの割れ目よろしく隙間があり、その隙間はタンパク質などの大きな分子も血中から脳内へと自由に通れるほどの大きさだ。そもそも、内皮細胞というれんがは土を焼き固めたれんがのような、不活性な存在ではないこともわかっている。内皮細胞は、免疫系の伝達ネットワークにおいては二重スパイとして活動しているのだ。それぞれの細胞の片面は動脈や静脈の内壁を作り、もう一方の面は神経細胞やミクログリア（脳のロボコップ）の近くで血管の外表面を形成している。内皮細胞障壁の内部表面はサイトカイン受容体でおおわれているので、血中を巡るサイトカインからの炎症シグナルを感知できる。内皮細胞はその炎症シグナルを脳まで中継し、脳にいるマクロファージを活性化する。こうして、体の炎症に反応して、脳は炎症を起こすのだ。

「壁」は炎症性タンパク質を通すだけではなく、心臓血管系を常に巡っている、より大きな炎症細胞も通す。壁の内部表面は循環する白血球を引きつけ、脳まで行けるよう積極的に助けることもする。内皮細胞の「れんが」に特別な隙間をつくって、そこを通すのだ。数年前に発見されたのだが、脳には免疫細胞やタンパク質を近くのリンパ節に排出するリンパ管のシステムがある。リンパ節では、排出されたものは他の免疫系の細胞と混じり合い、再び血液循環に戻っていく。[50] 1980年代にわたしたちが確実な知識として習ったこととは正反対で、脳は体の免疫系から切り離されてはいない。BBBを介した多くの伝達経路によって双方向の連絡が自由に容易に行われているのだ。[51]

新たに発見された脳と体の連絡方法はこのようにたくさんあるが、中でもわたしのお気に入りは inflammatory reflex（炎症反射）と呼ばれるものだ。[52] フロイトの旧友がヘーリング・ブロイエル反射の研究に取り組んでいた頃から、わたしたちは迷走神経が心拍数を制御し、胸いっぱいに息を吸うと心拍数が下がることを知っていた。医学生としてわたしたちが教わったのは、ヘーリング・ブロイエル反射は数ある反射のうちの1つで、このような反射のおかげで脳は自動的に多くの体の機能（血圧、発汗、胃酸、腸の収縮運動など）を監視し、管理できるということだった。当時のわたしには、同じような反射によって脳が自動的に体の炎症状態を監視したり管理したりできるかもしれないという考えは、まったく浮かばなかった。だが、ここ10年ほどの間に、迷走神経が仲介する、そのような炎症反射が存在することが発見されている（図10）。炎症反射は神経系において、入ってくる刺激を所定の反応につなぐ自動的な回路だ。炎症反射の回路における入力刺激は、血中の炎症性サイトカインの濃度である。迷走神経の知覚線維には表面にサイトカイン受容体があるので、体内のサイトカイン濃度が高くなると迷走神経は炎症状態の変化を察知し、BBBの向こうの脳に直接、電気信号を送る。それをきっかけに直後に脳から出される信号はBBBを越えて逆方向に進み、迷走神経の運動神経線維を通って脾臓に到達する。脾臓は免疫系の主な指令室の1つで、白血球に満たされている。迷走神経の神経線維は脾臓の中で細かく枝分かれし、無数の免疫細胞と接触する。迷走神経の信号はマクロファージの怒りを静め、活性化を抑え、サイトカインの産生を減らす。つまり、迷走神経は体内の高いサイトカインシグナルを拾うと反射的に脾臓のマクロファージに作用して、サイトカイン濃度を下げさせるのだ（図10）。

これは、負のフィードバックによって恒常性を保とうとする一般原則の一例だ。迷走神経はマクロファージに対して抑制効果を持つ（否定的反応を返す）ことによって、恒常性を保つよう（同じ状態を維持するよう）に働く。そうしなければ、マクロファージは過剰にサイトカインを産生してしまうのだ。炎症反射の発見は「なんて驚きだ」と思わせると同時に、一度わかってしまえば「当然のことじゃないか」とも思うような種類のものである。また、これは迷走神経に新しく発見された、いかにも迷走神経らしい働きの例でもある。迷走神経の仕事は、体内のものたちを落ち着かせることだ。完全に後知恵ではあるものの、生理学的にはまさに予想されておかしくないことだっ

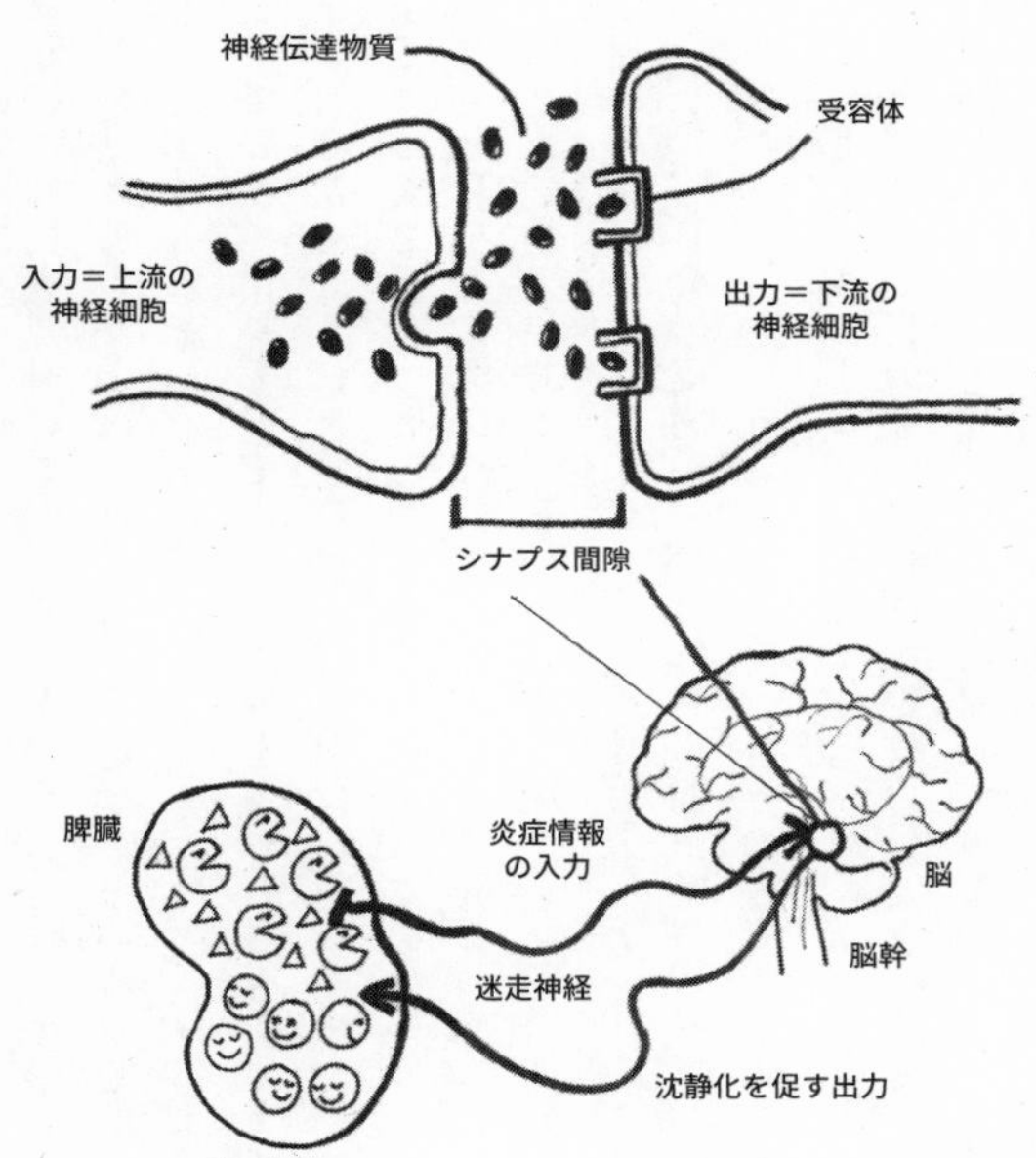

図10｜神経反射が炎症を制御する。迷走神経は、脾臓の怒れるマクロファージが大量の炎症性サイトカインを産生していると察知すると、炎症の入力シグナルを脳に送る。脳では、入力シグナルを携えた神経細胞が出力を行う神経細胞とシナプス結合し、その出力神経細胞は「落ち着いて」という抗炎症シグナルを脳から脾臓へ送り返す。

た。しかし、治療においてもいくつか興味深い意味を持ちうるのだ。

症状緩和のために迷走神経を刺激するという考えは、少なくとも「オールダーマンの耳さすりの話」にさかのぼるほど昔からあった。バーツで聞いた話によれば、中世のロンドンのシティやギルドの高官（オールダーマン）は大宴会が続くせいで消化不良に苦しんでいた。市長の前ではテーブルを離れることもできなかったので、何とか座ったまま目立たぬように症状を抑えなければならなかった。彼らが見つけた方法とは、耳介をさすることだった。貝殻状の外耳の、このコラーゲンを含むしなやかな突起部は内耳へと音を通す開口部の真上にある。耳介をさするのは、消化不良や不安感の応急手当として効果がある。それが「オールダーマンの耳さすり」だ。

この方法がうまくいくのは（バーツの先生方は無知なオールダーマンは知らなかっただろうと言ったが）、耳介の皮膚の一部は体の表面で唯一、触覚が迷走神経によって伝えられるところだから、ということだった。耳介の皮膚をさすると迷走神経の知覚線維が刺激され、脳に信号が送られる。これによって、反射応答が別の迷走神経の枝を通じて胃に届き、消化不良の症状を起こす胃酸の分泌を抑える。

今度、胃酸を抑えたいと思ったときに試してみるといい。奇跡を期待してはいけないが、何もしないよりはましかもしれない。片方の耳介だけをさすっても胃が楽にならないなら、両方の耳介をさすってみてもいい。同時に、深く息を吸ってから息を止めてみよう。このとき、2つの方法で迷走神経を刺激していることになる。1つは「オールダーマンの耳さすり」でもう1つはヘーリング・ブロイエル反射だ。ロンドン市長晩餐会の席で誰にも見とがめられずにこの技を使うのは、社交上、難しいだろうが、わたしは子どもの頃、この方法がしゃっくりを止めるには最高だと教わった。

迷走神経を刺激するには、「オールダーマンの耳さすり」以外にも他に多くの方法がある。補聴器のように耳の中に入れて、耳介をさする振動装置がある。侵襲的なものとしては、体に電気刺激装置を埋め込むことも可能だ。その装置は迷走神経に、正確な間隔で一連のショックを与えることができる。これには外科手術が必要だが、難しい手術ではない。迷走神経の線維は脳幹から腹腔、脾臓へと走っているので、外科処置により接続しやすい。電極を直接、迷走神経に付けることが可能で、そうすれば、患者や医師の管理の下で迷走神経を電気的に刺激することができる。

迷走神経による信号を増やせば、脾臓のマクロファージのサイトカイン産生を阻害することになる。だから、迷走神経を電気的に刺激すれば、炎症性疾患の患者のサイトカイン濃度は低下するはずと予測できる。最近、この処置がリウマチ性関節炎の患者に試され、予想通りの結果が出た。とはいえ、衝撃的だ。[53] 1日20分、迷走神経を電気的に刺激すると、血中のサイトカイン濃度は急速にかなり低下し、患者の関節の痛みも和らいだ。そこで、実験的にその刺激を10日間やめてみたところ、サイトカイン濃度は上がり、症状もひどくなった。再び刺激を開始すると、サイトカイン、症状ともにあっさりと改善したのだ。迷走神経を刺激する（あるいは刺激しない）ことによって、リウマチ性関節炎による体への炎症を、まさにスイッチ1つで止める（あるいは起こす）ことができる。これは既存の考えを打ち破るような驚くべき発見で、わたしが若い頃は存在しなかった科学の上に成り立っている。それは、電気刺激を用いて免疫系を抑制し、あるいはもとにもどすことができる、バイオエレクトロニクス医療というまったく新しい分野を開くのだ。

炎症はどのように脳に変化をもたらすか

1985年、わたしは医学部を卒業するが、そののち、ベルリンの壁も脳の壁もともに崩壊する。今では、BBBが多様な方法で免疫系と神経系との連絡を許しているのは周知のことだ。BBBは、デカルトの言うように脳と体をはっきり分けよと迫ってはいないし、炎症がうつ病の原因かもしれないというメカニズムを説明する上でも、もはや障害にはならない。大事なのは、血中のサイトカインシグナルがBBBを越えられると理解すること、そして、次にそのしくみを知ろうと踏み出すことだ。その「どのように」という疑問に完璧に答えるには、さらに把握せねばならないことがある。炎症シグナルは脳に到達してから、どのようにして人を落ち込ませるのだろうか。

人間を対象にこの疑問を解く最も実際的な方法は、機能的磁気共鳴画像法（ｆＭＲＩ）のような脳スキャン技術を用いることだ。ｆＭＲＩを使えば、人が違うものを見たり、違う課題を実行したりしたときの脳内の血流の変化を読み取ることができる。特定の課題をこなす、あるいは特定の刺激を知覚すると、そのために最も重要な脳の部分の血流が増して、その部分がｆＭＲＩの脳スキャン画像にホットスポットとして現れるのだ。この技術をどう活かせば、悲しみや憂うつなどの心理状態を調べることができるだろうか？

ｆＭＲＩが生まれる100年以上前にチャールズ・ダーウィンは気づいていたが、わたしたちは高度な進化によって他人の表情から感情を読み取ることができる。さらに、ある感情を表している顔を見ると、こちらにも同じ感情が湧く。だから、ｆＭＲＩの実験中に被験者に悲しい気持ちを起こさせるには、スキャナーの中で横たわる被験者に悲しげな顔の写真を見せればいい。この実験は何度となく行われ、矛盾のない結果が出ている。悲しげな顔を見てわずかに悲しみを感じると、扁桃体や前帯状皮質といった脳の4つか5つの部分で確実に血流は増える（図9）。悲しみやその他の感情によって活性化される脳の領域は、シナプスによって互いに連結している。わたしたちは、それをひとまとめにして脳の情動ネットワークだと考えている。それは、わたしたちの主観的な心理状態、つまり悲嘆や悲哀を感じる瞬間を支える神経の基盤だ。

感情や気分は非常に個人的なことだが、この基盤はわたしたちそれぞれに独特のものではない。当然、人間なら皆同じものだが、他の動物でも同じなのだ。ダーウィンはこれについてはまったく知らなかったのだが、たとえ知ったとしても彼は驚かなかっただろう。扁桃体のような人間の脳の情動ネットワークの構成要素は、爬虫類の進化の時期にまでさかのぼるのだ。

fMRIからわかることの1つが、この人類以前の脳の情動ネットワークにおける変化とうつ病が、しばしば関連するということだ。うつ病の人が悲しげな顔を見ると、彼らは健康な人と同様に、悲しみを生む脳のネットワークを活性化させるが、その度合いはより強いのだ。[54]大うつ病性障害は一貫して扁桃体や帯状皮質の過剰活性化と関連している。[55]実は、選択的セロトニン再取り込み阻害薬（SSRI）による数週間の治療で抑うつ症状が軽減した患者は、扁桃体の活性が著しく低下していたのだ。[56]つまり、fMRIの登場後の今のほうが、うつ病という精神状態と脳機能の変化との関係についてはもっとよくわかる。それがわかれば、今では抑うつ症状の原因であるとわかっている、体からの炎症シグナルやショックが脳の情動ネットワークの活性化を促しているはずだと予測できるだろう。この考えを人間を対象に安全に検証するには、どうすればいいだろう？

ワクチン接種は、一時的にうつ状態を生み出す安全な炎症性ショックのいい例だ。

ワクチン接種は、中期的には感染を防ぐ効果のある防御免疫反応を引き起こすが、短期的には、気分や行動の変化を引き起こすことがよくある。わたしが前回、腸チフス、破傷風、肝炎の混合ワクチンを接種されたとき、看護師は事務的に「数日は少し『気分がすぐれない』かもしれないので仕事は1日休んだほうがいいかもしれません」と言った。だが、なぜそうなるのかは教えてくれなかった。わたしがなぜそうなるのかと尋ねても、彼女はちゃんと答えられず、こう言った。「体はそういうふうに反応するものですよ」。ちゃんと説明できなくても、予測はできるのだ。彼女の言った通り、その後24時間ほどは少々気分がすぐれなかった。あの歯根管手術後の抑うつの威力に比べれば大したことはなかったが、その晩は疲れて怒りっぽくなり、家族に向かってみじめったらしく泣きごとを言った。一生に一度の今度のアフリカ旅行で、ワクチンで予防ができないビルハルツ住血吸虫症とかマラリアとか他の熱帯病でどうせ死ぬに決まっている、などとこぼしたのだ。もし、予防接種の翌日という、とても陽気になれない日にわたしが脳スキャンを受けたら、きっとわたしの脳の情動のホットスポットは、元気だった前日よりもホットになっていただろう。

この予測については最近、検証が行われた。20人の健康な若者が、感情をあらわにした複数の顔写真を見ながらfMRI検査を2回受けるのだが、そのうち1回は腸チフスのワクチン接種後で、もう1回はプラセボの注射の後だ。[8] ワクチン接種は血中のサイトカイン濃度を高め、軽い抑うつ症状を起こした。また、抑うつ症状の重症度に関わる帯状皮質を活性化させた。たとえば、ワクチン接種で最も抑うつ症状が強く出た人やワクチン接種による炎症性サイトカインの反応が最も強かった人は、脳の情動ネットワークの接続に非常に大きな変化を見せた。脳の「そういうふうに反応する」やり方は、わたしがワクチン接種を受けたときの看護師の言いぶりよりはもう少し複雑だが、科学的には次のように考えれば筋が通る。ワクチン接種による炎症性ショックは脳の情動のホットスポットを活性化させ、それにより接種後数日で軽い抑うつ症状を引き起こすと考えられるのだ。

ｆＭＲＩというすばらしい技術を、わたしたちは幸運にも手に入れている。だが、その技術では、炎症がうつ病を引き起こすメカニズムは完全に説明できない。なぜなら、ｆＭＲＩが人間の脳内でスキャンできるのは、最小でおよそ1立方ミリメートルまでだからだ。それは大体、ピンの頭くらいの大きさだ。そこまで小さい人間の脳組織を、痛みも危険もほとんどなく手頃な費用で、しかも15分ほどで測定できるとは、偉業と言うべき技術である。しかし、ｆＭＲＩの空間分解能［空間的にどれだけ細かく識別できるかの能力］では、個々の細胞やニューロンを見るまでにはなかなか（いや、まったく）いたらない。1立方ミリメートル内には、およそ10万の神経細胞が存在する。しかも、脳への炎症作用をより完璧に把握するには、つまり「どのように」という問題にさらに深く踏み込むには、神経細胞やミクログリアのレベルで何が起こっているかがわからなければならないのだ。

そこまでの細かいレベルに降りるには、科学研究の焦点を人間から他の種へと移さねばならない。それはたとえば、ラットやマウスとか、試験管内で培養したり生育させたりした細胞とかだ。そうすれば、よりよい空間分解能が得られるし、免疫細胞が神経細胞の作用を変えるメカニズムについての細かい疑問も、実験に基づいて、よりしっかりと把握できるだろう。だが、うつ病における動物実験の科学的価値については、しばしば疑義が呈され非難される。「下等な」動物での精密な生物科学を、人間の抑うつ障害の理解と治療に翻訳するのはいかがなものかというのだ。

動物の神経科学を人間のものに翻訳するのは、動物には心が与えられていないとするデカルト以来、問題視されてきた。神との対話のような最も崇高な精神状態は、動物には存在しないとされていた。だが、動物がたびたび周囲の状況に順応して賢く行動するということは、もちろんデカルトも認めていた。だから、心の一部の機能——記憶や感情など——は、脳という単独の機械が果たすのではないかと彼は言った。それは、人間ならではの美や真理を察する「高度」な意識とは対照的なもので、心臓で熱くなった血液から松果体へ向かう、うつろいやすい動物精気の不可解な流入に左右されるというのだ。

デカルトや、彼の哲学の相続人であるわたしたちにとって、問題はどこに線を引くかということだ。人間の条件すべてをどのように、脳という機械（動物もそれを持っている）で説明できるものと、この世界の言葉では説明できないが主観的に人間のみが知っているものに分けるのか？　考えるうち次第にデカルトは、人間の条件の多くは動物に似ているという見解に傾いていった。不慮の死を迎える頃には、彼は最も宗教的、審美的、理知的な強い観念だけを人間ならではのものと考えていた。身の回りのあらゆること、食事、睡眠、性交、育児、競争、共同といった日常のあれこれ、人間が行う通常の生活の物事、そういった人生の大半は人間に特有というわけではないとデカルトは考えた。このことから、人間の条件の大半は人間の脳という機械によって管理されうるということになる。なぜなら、魂を持たない犬や猫はそうした類似行動については、脳という機械によって管理しているに違いないからだ。

デカルトなら、人間の抑うつ障害をもっとよく把握するために現代の動物実験の価値について熱心に説いたかもしれない。うつ病は睡眠、食欲、社交、身体活動という動物行動に悪影響を及ぼすため、少なくともこれらの症状は人間においても脳によってのみつかさどられているはずで、したがって動物実験により有用な情報が得られる可能性がある。デカルトなら、そう論じたかもしれない。一方で、彼はこう懸念したかもしれない。暗くうしろめたい心象や、憂うつという精神的、実存的な苦痛についてはどうすればいいのか？　自分は無価値だという思い込みや、自分の将来は暗澹たるものだという確信についてはどうなのか？　これらは動物実験では決して報告されない人間ならではの経験で、にもかかわらず気分障害の症状の中で最も大きな破壊力を持つ可能性がある。これについては、デカルトは精神的健康の研究に動物を使う意味はあまりないと考えるかもしれない。

この懸念は、今も精神医学と心理学の動物研究すべてに及んでいる。デカルト派の医師は、その分野全体をまったく相手にしなくていいかのように思っている。「精神医学での動物モデルなんて誰も信用しない」というふうに、わたしは何度も上からものを言われたことがある。少なくとも一度は、すべてが擬人化された茶番劇であるかのように言われた。「次は、ラットがすっかりしょげているとか、マウスが生きる意味について悩んでいるとか言い出すんだろうよ！」

だが真面目な話、炎症と抑うつ行動に関する動物実験によって正当化されたのは、デカルトが動物実験に関して推したであろう見解だと思う。第1章で見てきたように、炎症を起こしたラットやマウスはすぐに複雑だが予想可能な大きな行動変化を見せる。炎症を起こしたラットの活力や食欲は衰え、他のラットとの交わりもなくなり、睡眠サイクルは乱れる。疾病行動が現れるのだ。1回の強烈な炎症性ショック――たとえばリポ多糖類（ＬＰＳ）といった、マクロファージを怒らせる分子バーコードの注射など――を施すと、ラットの行動はたちまち変わり、24時間から48時間はきわめて異常な状態になる。そしてその後、数日をかけて徐々に元の状態に戻っていく。もう一度LPSを投与すると、再び数日間、疾病行動が現れる。同様に、結核予防ワクチンのBCGの接種を受けたマウスは、接種後数日で短い疾病行動期間を抜けるが、その後も他のマウスから孤立し続け、何週間もの間、あまり楽しげに生きていないようだ。炎症の結果、いかにも慢性的にうつ状態になったかのように見える[57]。

「いかにも……になったかのように」と言ったのは、擬人化じゃないかと言われることを警戒したからだ。確かに、マウスが落ち込んでいるか、それまでより生きるのが楽しい、または楽しくないと感じているか、自分より他のマウスたちのほうが楽しそう、あるいは楽しくなさそうと思っているか、そんなことはわたしたちにはまったくわからない。わかるのは、マウスは通常の環境では普通の水と砂糖で甘くした水という選択肢を与えられれば、人間の子どもと同じく甘い水を選ぶということだ。マウスの行動選好は、人間の子どもと同じく、喜びという報酬の感覚に動かされているようだ。BCG接種後に再びこれを試されたマウスは、もう砂糖水を選ばなくなることがわかっている。砂糖水という選択肢に興味を示さなくなるのだ。わたしたちはこれを、糖分を口にするという快楽に向かう気力を、マウスが失ったからだと考える。この行動変化から推測されるのは、マウスの楽しむという心理的経験が変化したことだが、それはＭＤＤの主な症状の、楽しみを失うという無快楽症に似ている。わたしとしては、これにはしっかりと合理的な論理の筋道があり、動物実験を人間の場合に翻訳する際のギャップも最小であって、おかしな擬人化ではないと思う。デカルトも賛成してくれると甘く考えているのだが、確信は持てない。

動物実験に注目して、炎症が脳という体にある機械の一部に及ぼす影響を知るのは、哲学的にはまだわかりやすいが、動物の行動や心とおぼしきものに注目するともっと面倒になる。ＬＰＳのような細菌毒素をラットの血流に注入しても、ＬＰＳ分子自体はすぐに脳に到達するわけではないことがわかっている。ＢＢＢがＬＰＳ分子を締め出すのだ。だが、ＬＰＳに対するラットの炎症反応はＢＢＢを突破する。ラットの体で活性化されたマクロファージが放出するサイトカインは、ＢＢＢ越しに炎症シグナルを伝達し、ラットの脳内にいるマクロファージを活性化させる。

歴史的理由から脳のマクロファージはミクログリアと呼ばれるが、名前は違っていても、それは体内のどこにでもいるマクロファージととてもよく似ている。ミクログリアはトラブルに備えて、たとえば敵の工作員の局所的侵入や、体の別の部分で攻撃を受けた免疫細胞による招集命令などに備えて、たいていはおとなしくしている。ＬＰＳの注射に反応して体が発した炎症シグナルを拾ったミクログリアは、怒りを募らせ、機動力を増し、自らサイトカインを放出し始め、体の炎症状況を事実上、脳内で模倣し、展開する。そして、体内の他の場所と同じく、脳のミクログリアというロボコップが動員されれば、周辺組織の神経細胞という罪のない第三者が巻き添え被害を食うのだ。[58]

　マクロファージ部隊が動員され射殺命令を受けると、そこが肺であれ関節であれ脳であれ、必ず近隣地域は破壊される。体の他の部分なら慢性的な炎症の後には瘢痕が残るが、脳の場合は少なくともそれは免れる。ミセスPの指の関節周辺は線維化による拘縮（こうしゅく）で変形した。が、脳はそういう瘢痕組織は形成せず、別の形でミクログリアの活性化の巻き添え被害を受ける。神経細胞は死ぬか大きさが縮む可能性が高まり、細胞間のシナプス結合の可塑性は低下しがちになり、セロトニンのような神経伝達物質の供給は途絶えやすくなる。

　怒れるミクログリアは近隣の神経細胞を殺すだけでなく、新たな神経細胞を作ろうとする再生過程をも妨害する。ミクログリアの活性化は神経細胞の適応性と可塑性を極度に、とまではいかないが、ひどく低下させる。神経細胞、特に神経細胞同士のシナプス結合には通常は可塑性がある。可塑性とは、工作用粘土のように柔軟で作り替えが可能という意味だ。シナプス結合は時の経過とともに、強くもなるし弱くもなる。最も役に立ち、よく使われる結合は強くなるし、あまり役に立たず、使われない結合は弱くなる。フロイトは実際にシナプスを見たわけでもなく、当時その存在を確信していたわけでもないが、初めてそれを思い描いた者の1人だった（図5、図8）。現在、シナプス可塑性は、学習や記憶といった適応行動にとって基本的で重要なことがわかっている。だから、ミクログリアの活性化によってシナプスやシナプス可塑性が失われるなら、炎症と記憶障害の関係や、炎症を起こした動物に見られるうつ病に近い行動と認知機能障害の関連は、説明可能となる。[59]

神経伝達物質は細胞から細胞へとシナプス間隙を介して信号を送っているが、ミクログリアの活性化は、その神経伝達物質を操る神経細胞の働きにも悪影響を及ぼす。SSRIがターゲットとする神経伝達物質セロトニンは、特にその悪影響を受けるのだ。神経細胞は通常、トリプトファンという原料からセロトニンを作る。しかし、怒れるミクログリアが放出するサイトカインは、そのトリプトファンを使って別の最終生成物、たとえばキヌレニンなどを作るよう神経細胞に命ずるのだ。[60]これは2つの意味でまずい事態を引き起こす。第1に、シナプスに放出されるセロトニンが減り、睡眠や食欲や気分の調整に重要と思われるセロトニンシグナル伝達の通常のリズムが乱れる。第2に、セロトニンの代わりに産生されるキヌレニンなどの多くの分子は毒性を持つため、神経細胞を害し、過剰に興奮させ、代謝的に消耗させ、最終的には殺してしまう。

ミクログリアの活性化の最終結果とは、セロトニンシグナル伝達ができなくなってしまうことだ。うつ病においてセロトニンが理論的に重要であることと、多くの抗うつ薬が効くとされていることを踏まえれば、動物の脳における炎症のこうした影響は、炎症がうつ病を引き起こす理由を分子というミクロのレベルで説明していることになる。炎症によってシナプスに放出されるセロトニンの総量が減るなら、それは、シナプスのセロトニン濃度を高めるSSRIとは逆の作用ということだ。このことは、治療抵抗性と言われる多くのうつ病患者、つまり、SSRIやその他の抗うつ薬があまり効かない患者が、特に炎症を起こしやすい理由の1つかもしれない。[61]

精神科に通う患者のMDDも一般に人が経験する軽い抑うつ症状も、血中の炎症性タンパク質の増加と強い関連がある。この20年でこれに関する症例対照研究や疫学研究の発表は増加の一途をたどっており、その見地からもこれは疑いの余地はないと思われる。身体疾患がある場合には、慣例的にMDDという精神医学的診断は下されないが［第4章参照］、MDDと炎症とのメカニズム上の関連性は、膨大な数の見過ごされている患者がいることを考えればつじつまが合う。体の炎症性疾患から抑うつ症状に陥ったミセスPの例のように、彼らの姿は見えているはずなのに見過ごされているのだ。

さらに現在では、炎症がうつ病に先行するという確たる証拠も出ている。それは

「炎症が原因である」とするための必要条件だ。さらに、「どのように」という疑問に対する優れた答えも増えつつある。サイトカインシグナルが、従来は越えられないとされていた体と脳との間の障壁を越えるしくみもわかっている。人体においては、ワクチン接種のような軽い炎症性ショックでさえ、脳の情動ネットワークの局所的なホットスポットを活性化させるのが見られる。動物においては、体の炎症が脳に広がり、脳のマクロファージであるミクログリアを活性化させ、神経細胞やシナプスやセロトニン代謝に巻き添え被害を及ぼすのが見られる。人間とマウスにおいて、ｆＭＲＩの粗い分解能のレベルや、細胞や分子の非常に細かい分解能のレベルで、炎症がどのように脳に変化をもたらすか、それが次にどのように、人間の精神状態や動物の行動に抑うつ的な変化をもたらすかを見ることができるのだ。

これは学術文献のほんのひと握りにすぎないが、もっと知りたいという人にはさらに詳しい情報も入手可能だ。[4・10・12・62] だが、がちがちのデカルト派で頑固な二元論者なら、まだ納得しないだろう。心と体が免疫系によって結ばれているという、尋常でない主張を証明するような尋常でない裏づけはまだ存在しないと彼らは訴えるだろう。確かに公正を期すために言えば、そのメカニズムの説明はまだ完璧ではない。未解決事項や欠陥は多々あるし、動物と人間では、得られる知識に多くのずれもある。多くの結果が、規模の小さい少数の実験に基づいているということもある。また、神経免疫学があまりに急速に発展したため、あっという間に旧式となった実験方法があり、それらを用いて出した結果も多い。しかし、それは急速に発展する科学の世界ではあたりまえのことだ。そして、最近のそんな劇的な発展のおかげで、今では「どのように」という疑問は、たとえまだすっかり解けてはいなくても、いよいよ解決間近の、妥当な疑問に思える。

第6章 なぜ免疫系はうつ病を起こさせるのか

どのように炎症がうつ病を引き起こすのか、知るべきことはすべてわかった。必ず、今後数年でもっと多くのことがわかるだろう。だが、まだ何か不完全な気がする。「どのように」がわかっているだけでは、まだ何かが足りない。「なぜ」ということがまだわかっていない。そもそも、なぜ一部のうつ病患者は、炎症を起こしているのか？　もっと広く考えれば、外敵の多いこの世界で人間の命を守ってくれるはずの免疫系の炎症反応が、なぜ、牙をむいて炎症を起こした人間を落ち込ませるのか？

うつ病患者の炎症はどこから来るのか

うつ病に関連しそうな体の炎症の原因は、いくつか考えられる。

第一候補は、どう考えても明らかに炎症性疾患だ。すでにわかっているのは、ミセスＰのような重い炎症性疾患か自己免疫疾患、たとえば数例を挙げればリウマチ性関節炎や糖尿病やアテローム性動脈硬化症などの患者にうつ病の発症が珍しくないことだ。とはいえ、大うつ病性障害（ＭＤＤ）の調査研究によれば、患者にはサイトカインやC反応性タンパク（ＣＲＰ）の増加が見られるとのことだが、それが身体的疾患のせいとは説明しにくい。なぜなら、アメリカ精神医学会の公式診断基準によって、身体疾患のない患者だけがＭＤＤとの診断を下されるからだ。わたしはおかしなことだと思うが、ミセスＰのようにうつ病診断のチェックボックスすべてにチェックが入るような人が、厳密にはＭＤＤとは診断されない。臨床現場ではミセスＰのようなたくさんの人が精神症状を無視されたり、いわゆる「併存」するうつ病と診断されたりする可能性が高い。この併存症というレッテルの意味は、医師が以下のように認めたということだ。患者のうつ状態は関節炎のような炎症疾患と関連しているので、精神医学者が定義するＭＤＤではない。また、そのうつ状態は関節炎を起こす免疫系の病理学的過程によって、引き起こされたものでもない。

　モリエールにはわかっていたのかもしれないが、併存症との診断は患者の症状をしゃれた言葉で装って、その実、その原因を説明しないという医療傾向の一例だろう。今でもデカルト派の医師はこの「うつ病の併存」という表現を使って、遠回しにこう言っているかもしれない。「そりゃ、あなたもそうなるでしょうよ」。だが、それどころかこれまで見てきたように、病気という悲しい現実を考えすぎたのが原因と言われる、いわゆる併存とされるうつ病の大半が、実は炎症によるうつ病だという証拠が現にあるのだ。そのうつ病の発生のメカニズムは、重い炎症性疾患が生んだ高濃度のサイトカインやマクロファージの活性化にある。

いずれにせよ、定義により、ＭＤＤの患者の炎症がどこからやってきたのかは、身体的疾患では説明できない。他にどんな容疑者が考えられるか？　いや、もっと正確に言えば、うつ病の精神医学的診断を引き起こす危険因子で、炎症も増大させる既知のものはあるのか？

体脂肪、つまり脂肪組織は炎症性変化を起こす。脂肪組織の細胞の約60パーセントはマクロファージ（免疫系のロボコップ）で、炎症性サイトカインの主な源の1つだ。肥満度指数の高い太り過ぎの人は、一般に痩せている人に比べて血中のサイトカイン濃度やＣＲＰ値が高い。[62] また、肥満の人はうつ病になりやすいことも知られている。[63] だが、肥満がうつ病の原因なのか、あるいはうつ病が肥満の原因なのか？　原因から結果への矢印はどちら向きとも言える。うつ病が行動を変えることはありうる。たとえば、自分を慰めるために高カロリーの食べ物をやけ食いした結果、肥満になるなど。または、その逆もありうる。体型を気にする文化の中では、見た目への厳しい評価や自己批判によって肥満が落ち込みの原因になることもあるだろう。免疫学的には、肥満によって体内のマクロファージの総数が増え、血中のサイトカイン濃度が上がってうつ病が引き起こされることもある。少なくともはっきりしているのは、肥満は炎症の原因になると同時に、うつ病のリスクを高めるということだ。

年齢も肥満と同様、炎症の原因にも、うつ病の危険因子にもなる。歳を取るほど、体は炎症を起こしやすくなる。時を経るごとに、サイトカインもCRPも、その他の条件が同じなら増えていく。自然免疫系は、わたしたちが歳を取るにつれて着実に脅威への認識レベルを上げていく。[64] また、年齢とともに、人は不安や憂うつになりがちになる。その因果関係は肥満との因果関係と比べれば、もう少し明白だ。うつ病や炎症が、加齢や時の経過を促すわけではないのはあたりまえだ。憂うつだろうとそうでなかろうと、炎症が起きていようといまいと、同じように時は刻まれていく。だから、加齢が炎症を増大させ、うつ病のリスクを高めても、その逆はないと言っていいだろう。だが、その炎症の増大が、加齢に伴ううつ病リスクを高めるのだろうか？　あるいは、血中のサイトカイン濃度など関係なく、墓場へ一歩一歩近づいているという思いだけで、人はうつ状態になるのだろうか？　これはおいそれと言えることではない。

年齢や肥満の他にも、炎症やうつ病のリスクを高めかねない因子がある。たとえば、体の炎症状態は季節によって変化を見せる。ヨーロッパの人は11月、12月、1月の冬期に血中のサイトカイン濃度は高いが、同じ時期でも南半球で夏を過ごすオーストラリアの人ではその濃度は低い。[65] どうやら免疫系は冬に炎症を起こしがちなようだが、おそらくそれは、冬はインフルエンザ、その他の感染症が増えるからだろう。また、冬は抑うつ症状、特に季節性感情障害のリスクが高まる時期でもある。それはたまたまそうなのか、それとも免疫系の季節的リズムや概日リズムが、1年周期や1日周期の気分変動を促すのか？　それはまだわかっていない。

ご承知の通り、神経免疫学はまだ若い科学なので、まだすべての疑問に答えることはできない。だが、興味深いことに、うつ病患者の体の炎症のもっともらしい原因として、ある最有力候補が浮上した。それは、年齢や肥満や日照時間といった物理的要因ではない。社会的要因だ。

ストレスでサイトカインが放出され炎症が起きる

ストレスは、うつ病の原因として最もよく知られていながら、最も把握されていない要素だ。ストレスは人を憂うつにさせるというのは、わたしたちが直接、間接に経験する、おなじみの現実だ。疫学的研究によれば、ストレスの種類によっては特に大きな影響があるという。それは、配偶者や親や子ども、その他の大切な人との死別や、失業や屈辱の経験といったいわゆる人生の一大事だ。そうした状況によってうつ病になる可能性は、うつ病の背景リスクと比較すると、9倍にもなる。[66] 別の見方をすると、うつ病の症状発現のおよそ80パーセントは、強いストレスを伴う出来事の後なのだ。[67]

人を最も憂うつにさせるストレスは、大切な関係の喪失と社会的拒絶の両方を伴う場合に生じる。妻を相手に離婚訴訟を起こした男がうつ病になるリスクは、夫婦関係の喪失という理由で10倍になるが、妻から離婚を言い渡された男がうつ病になるリスクは20倍になる。結婚生活の喪失感は、捨てられたという屈辱によってさらにひどくなるからだ[68]。

ストレスがうつ病のリスクへ及ぼす影響についてはこれ以上、はっきりしなかった。何がはっきりしなかったかと言うと、社会的ストレスがどのように、こうした壊滅的な影響を与えるかということだ。相変わらず、デカルト派の意見はこうだ。「そりゃ、あなただってそうなるでしょうよ」。もしあなたの妻が他の誰かと駆け落ちしたら、もし仕事をクビになったら、そりゃ、あまりうれしくはないだろう。だが、毎度のことだが、そういう見解は科学的には解明に貢献するものでもなければ、治療の上でも役立つものでもない。その見解には、ストレスに反応してうつ病になるかどうかは個人による、という含みがある。つまり、冷静さが足りない証拠とか、本人の何らかの落ち度のせいとかにされるのだ。ストレスによる痛みは、それを乗り越えられなかったという精神的な失敗の恥辱によって、さらに強まる。だが、心の内省的な動きではなく、体の炎症反応に基づいた別の説明を裏づける証拠が、ここ20年で大きく増えている。

人生の一大事が免疫系に影響を与えるという手がかりを最初にもたらしたのは、死別によって平均余命が縮むという保険統計だった。[69] 妻から離婚を言い渡されたり、何らかのひどい目に遭ったりすると、うつ病のリスクが高まるだけでなく、がんや心臓疾患にかかる率も高まり、予測される余命もそれ以前と比べて短くなる。単なる言葉のあやとして「心が傷ついて死にそう」と言ったりするが、それは実際、わたしたちのまわりで起きていることなのだ。愛する人を失うと、人は予測よりも若い年齢で死ぬ。長年連れ添った夫婦で、一方が亡くなってから数週間で残されたほうも亡くなったという話は、いくつも聞いたことがある。誰しも聞いたことがあるのではないか？最近の研究では、心臓発作や脳卒中による死亡リスクは、親しい人に先立たれたばかりの人では2倍になることが明らかになっている。[70] 生涯の伴侶を失うという感情的、社会的な衝撃は、生き抜くための健康に多大な負の影響を与える。保険会社はそのことを熟知している。顧客に「死別カウンセリング」を勧めるのもそのためだ。悲しみは人を殺す。これはもう1つの確固たる事実であり、これにには免疫学的な説明が存在しうる。

現在わかっているのは、ストレスのかかる出来事は免疫系という池に大きな石を投げ込み、さまざまな種類の免疫細胞の働きやそれらの相互作用に大きな変化を起こすということだ。[71,72]「自己」の最前線をパトロールしている自然免疫系のマクロファージは、親しい人に先立たれると怒り、活性化し、より多くの炎症性サイトカインを血液循環に送り出す。[73] マクロファージの過剰な活性化は炎症によるアテローム性動脈硬化を起こし、心臓や脳の血管に血栓を作るリスクを高め、その結果、心臓発作や脳卒中が起こりやすくなる。社会的ストレスが免疫系に影響するというのは、心が傷つくことがどのように死につながるかという、1つの説明だ。

死別に比べればそれほど極端ではない社会的ストレスであっても、やはりマクロファージを活性化させる。[14] サイトカインやCRPといった炎症性バイオマーカーは、貧困、借金状態、社会的孤立といった多くのストレスフルな状況下で増える。アルツハイマー病の患者を介護する人、認知症の配偶者や身内の責任を日々背負っている人たちについても、炎症性バイオマーカーの値は増えている。[74] また、子ども時代に貧困やネグレクトや虐待を経験した大人も同様だ。

ニュージーランドの都市ダニーディンで、1972年から1973年に生まれた1037人の子どもたちを対象に行われた重要な疫学研究がある。[15] 子どもたちの社会的・経済的地位（要するに、親の裕福度）、社会的孤立、虐待の経験については、慎重に評価された。30年後、成人した彼らを再び評価したところ、子ども時代に貧困、孤立、虐待を経験していた人の炎症、うつ病、肥満の発生率は2倍だった。免疫系が子ども時代の感染やワクチン接種を長期にわたって記憶することは、何十年も前からわかっていた。今回、わかりかけてきたのは、自己の生存を脅かすような攻撃や飢えや大きな危険という子ども時代の出来事も、免疫系は記憶できるのかもしれないということだ。児童虐待の経験者は、敏感な免疫系を備えて大人になっているのかもしれない。彼らの免疫系は、軽い感染症や社会的挫折にもすぐ不釣り合いに強い免疫反応を起こし、抑うつ症状を引き起こす。子ども時代に受けた虐待の悪影響が成人後の心の健康に及ぶことは、100年以上前にフロイト（とブロイアー）が最初に大胆にも認めたものだ。これに免疫が関係しているという新たな説明が、可能かもしれないのだ。

社会的ストレスがどんなものかを知りたいからといって、落ち込んだり、誰かと死別したり、虐待されたりする必要はない。たいていの人はある程度、何かにストレスを感じるものだ。人前でのスピーチがその一例だ。大勢の人の前に立っていきなり話し出せば、たとえ数分であろうと普通は不安を感じ、それとともに体も興奮し、血圧や心拍数は上がり、汗も出る。スピーチの際の体の反応は、さまざまな脅威に対する闘争・逃走反応のうちの弱い形式のものだ。それはアドレナリンやノルアドレナリンを増強し、交感神経系を活性化させる。同時に、落ち着きを促す迷走神経の抗アドレナリン作用を低下させる。このような不安と興奮状態があまりに苦手なため、そういう行為をやりたがらない人もいる。バーツの病棟でのわれわれ医学生への質問のように、人前でものを尋ねられてもストレスを感じるものだ。スピーチの際もリラックスしていて、質問にもてきぱき答えているように見える人も、多くの場合、そうなるまでは、つい反射的に湧く不安を克服するための必死の努力をしてきたのだろう。このように、人前でのスピーチのストレスについては昔から多くのことがわかっている。最近、わかってきたのは、スピーチのような比較的軽いストレスでさえ、急速な炎症の活性化を体に引き起こすということだ。

実験として管理された状態でスピーチを模擬的に行う、「トリーアの社会ストレステスト」というものがある。被験者は4人の聴衆を前に12分間のスピーチをするよう依頼される。その後、4分間にわたって聴衆から暗算の試験をされる。被験者はテーブルを前にしてスピーチを行い、正面には白衣を着て不満そうな表情の聴衆が座っているという形が多い。被験者はこれが現実の状況ではなく倫理的に認められた実験であり、結果がどうあれその後は何の問題もないと意識し、わかっているが、それでも、この実験にはかなりストレスを感じるだろう。

1990年代のドイツの学校で教える仕事に満足し、健康で幸福だった教師のグループに参加してもらった最近の研究がある。彼らは2つの血液サンプルを提供したが、1つはトリーアの社会ストレステストの前、もう1つはテスト後に採取されたものだ。[75]スピーチの直後ではその前と比べて、血液中を循環するマクロファージは著しく活性化し、より多くのサイトカインを放出していた。次に、同じ実験が別の教師の一団にも行われたが、この第2グループは仕事に不満を持つ集団だった。教師はストレスのかかる仕事だと世間でよく言われており、早期退職や病気による欠勤の率も高い。この第2グループの教師は、仕事に対する努力が十分に報われないと感じていた。その重い責任は給料や昇進と釣り合わず、生徒や同僚からも納得のできる敬意は得られない。それでも彼らは何とか仕事をしようとしていたが、疲れ果てていた。実験前、疲れ果てた教師のマクロファージは幸福な教師のマクロファージよりも活性化していた。そこにスピーチのストレスが加わった結果、マクロファージはさらに活性化したのだ。

スピーチのようなストレスのかかる出来事がどのように免疫系を活性化させるのかは、まだはっきりとはわからないが、いくつかのもっともらしい見解が検討されている。たとえば、ストレスに反応して放出されたアドレナリンがマクロファージに危険信号を送り、ＬＰＳのような危険な感染のシグナルに対するのと同じような、怒りの反応を引き起こすことは知られている。ストレスが体のホルモン系を妨害することで、炎症を抑制するのに使われるステロイド薬の鎮静作用に対してマクロファージが反応しにくくなることもわかっている[10]。相変わらず、未解決事項はたくさんあるが、それもまた科学の魅力の1つだ。一歩踏み出すごとに、さらなる疑問が生まれてくる。

炎症とストレスの循環がうつ病を悪化させる？

すべてをつなぎ合わせると、炎症がどのようにうつ病を起こすのか、そもそも炎症はどこから生じるのかがわかると断言してもいいだろう。まず始まりがあり、中間部、そして終わりという、単純な起承転結の物語を作ることができる。昔々、あるところにストレスがありました。それが炎症を起こし、そして最後はうつ病を起こしましたとさ、おしまい。このように、ストレスがうつ病を引き起こすと言えるだろう。それは今や、特にうつ病の新たな治療法開発に関連し、さらなる研究に値する、妥当で検証可能な機構仮説である。

だが、ストレスと炎症とうつ病との因果関係は起承転結のような直線状と言うよりは、円環状の可能性が高い。[76] うつ病のせいで社会的ストレスをより強く感じる――うつ状態ゆえに社会から引きこもり、活力を失いがち――というのは珍しいことではない。そういう人たちはほぼ間違いなく、ある程度はスティグマに傷ついている。一番頼りになる関係は損なわれ、収入や経済基盤も失い、国家給付金に頼りがちかもしれない。つまり、これまででわかったように、ストレスがうつ病を生む神経免疫学的なルートに加えて、うつ病がストレスを生み出す多くの社会的なルートもあるのだ。

これは悪循環と言えるだろう。幼少期に虐待のようなひどいストレスを受けると、のちの人生で社会的ストレスに対して体が炎症を起こしやすくなる。ストレスに対する炎症が大きいと、脳により大きな変化が起こり、より深刻なうつ状態が現れる。そして、うつ病そのもの——MDDという診断と治療——は、さらなるストレスが将来に現れるリスクを高める。この循環が繰り返されるのだ。

ある若い女性患者のことを思い出す。彼女は11歳から13歳まで継父から性的虐待を受けていた。青年期には、多くの女性のように軽い抑うつ症状を呈していたが、問題ないように見えた。その後、彼女が20代の頃に継父が亡くなると、すべてが再び表面化した。隠されていた事実が家族に知られ、それをきっかけに彼女は大うつ病性障害になった。しばらくは、非常に具合は悪かった。彼女は自分自身を嫌い、自傷行為に及び、継父は悪魔であり、自分は継父を追って地獄に行くべきだと思い込んでいた。そして気が進まないまま、治療のために精神病院に入院することになった。4カ月後、退院した彼女に外来で通常の質問をした当初は、あまり抑うつ症状もなく、快方に向かっていると見られた。だが、彼女は世間に居場所を失っていた。友人とともに借りていたフラットを失い、求職申し込みの締め切りも逃した。継父の死の衝撃で、家族もばらばらになっていた。多くの専門家やその他の人たちが手を差し伸べたが、彼女は孤立し、それによって社会的ストレスを受け、間もなく強い自殺願望を抱えて病院に舞い戻ってきた。あらゆる抗うつ薬を試したが、目立った効果はなかった。結局、何よりも彼女の回復を助けたのは、家族が再び1つになり、彼女を支えたことだとわたしは思う。

今、彼女の例を思い返してみて――精神科の治療現場では珍しい例ではないが――わたしはこの件にどの程度、炎症の側面があったのだろうかと考える。虐待によって活性化された彼女の血中と脳のマクロファージは、青年期を通して爆発寸前にあり、虐待者の死というストレスによって激しく活性化したのだろうか？　それが、彼女が最初にうつ病になった原因なのか？　あの疲れ果てた教師たちのように、マクロファージがなおも厳戒態勢のまま、彼女は退院し、新たな社会的ストレスに出会ったのだろうか？　最初のうつ病のせいで、社会の中で格下げされ、行き先を見失った。そうしたさらなるストレスに対して、トリーアの社会ストレステストを受けた教師たちと同様、過剰な炎症反応が起こったのではないか？　それが2度目のうつ病の原因ではないか？　彼女の場合、次々と増幅を促すこうしたループがストレスから炎症へ、炎症からうつ病へ、うつ病からまたストレスへ、という悪循環になっているのか、それははっきりとはわからない。当時、そういった考えが頭をかすめることはなかった。炎症のことはまったく考えていなかったし、あの頃は精神科の外来診療で炎症性バイオマーカーの血液検査をすることもなかった。

将来は、ストレスと炎症とうつ病の循環についてもっとよくわかるようになるだろう。その知識を活用すれば、うつ病治療に効果を出せるに違いない（後述、図12）。だがそれでも、まだあの最大の問題に対処したことにはならない。なぜ、炎症はうつ病を引き起こすのか？

なぜ人はうつ病になるかを自然選択で説明できるか

生物系のこととなると、あるいは生命を科学的に捉えるとなると、「なぜ」という疑問への答えはいつも同じで、自然選択だ。ガラパゴス諸島に生息するフィンチという鳥のくちばしの形がそれぞれ島によって違うのはなぜか？　ある種のランがハチに似た花を咲かせるのはなぜか？　なぜ、ゾウには牙があり、トラは縞模様なのか？生物現象や表現型が生き物に現れたり、化石の中へ消え去ったりする究極の理由は、それが適応的かどうか、それがその生物を生き残りやすくするかどうかである。ランダムな遺伝子変異によって、常に既存の種にわずかな変化が生まれている。その生物がより適応し、より生き延びやすくなったり、あるいは何らかの方法でより多くの子孫を残せたりするような遺伝子変異がたまたま起きると、その変異型の遺伝子は自然選択されて将来の世代へ受け継がれる。その種が進むゆっくりとした進化の経路は、選択された遺伝子の発現によって決まる。トラはなぜ縞模様なのか、という問いへの一般的な答えはこうだ。色素の遺伝子に突然変異を持ったトラが、そのランダムな変異によりカモフラージュの縞模様を持つことになった。その模様は結果として、捕食動物やライバルのトラより強く、生存も繁殖もしやすかったため、縞模様という変異が世代を越えて自然選択され、ついにはすべてのトラが縞模様になるよう進化した。

これが現代進化論だ。生物学において最も重要な考え方であり、遺伝学とダーウィンの自然選択の原理を統合したもので、生命がなぜそのようになったかについて、ほとんどすべてを説明することができる。それは、一般的な疑問にも答えてくれるのだろうか？ たとえば、なぜ、こんなにも多くの人がうつ病になるのか？ あるいは、メカニズムに関する疑問はどうか？ たとえば、なぜ、免疫系は人をうつ病にさせるのか？

グーグルで「ダーウィン」と「うつ病」を検索すると、上位にヒットするのはうつ病の進化論ではなく、ダーウィン自身のうつ病に関する誰かの理論だ。チャールズ・ダーウィンは成人してからずっと、あらゆる種類の症状に悩まされていた。嘔吐や腹部膨満のような身体症状と、パニック障害や疲労感といった精神症状の双方に苦しめられたのだ。彼は論争の的である自説の擁護のために人前で話すというストレスに耐えられなかったし、いわゆるちゃんとした仕事に就いたこともなかった。ロンドン郊外の古い牧師館で不労所得を頼りに静かに隠遁生活を送り、ミミズやフジツボや種の起源についての本を書いた。存命中は、医師を何人も悩ませたが、温泉療法やホメオパシーや乳製品抜きの食事療法でいくぶん症状は緩和された。

ダーウィンの死後も、その病気の原因がトピックとして生きているのは驚きだ。ダーウィンについては、立ちくらみから乳糖不耐症やメランコリアにいたるまで、少なくとも30の診断がなされた。こんな奇妙な見解もあった。ビーグル号での航海でアルゼンチンを探検していたときに「大草原の大きな黒い昆虫」に咬まれて、シャーガス病という厄介な感染症にかかったというのだ。その説は、わたしの理論に合致するように思える。つまり、シャーガス病のような慢性細菌感染症が炎症を引き起こし、次にその炎症はイギリスに帰国したダーウィンを引きこもらせ、その他の抑うつ行動も発現させたという理屈だ。だが教訓として、炎症によるうつ病との診断をするにはバイオマーカーが必要だ。最近、ダーウィンの遺体をウェストミンスター寺院から掘り出してＤＮＡ検査をしようという見当違いの企てがあったが、いずれにしてもバイオマーカーはない。それにわたし個人としては、彼を安らかに眠らせてあげるべきだと思う。

ダーウィンの興味は自分の心理状態よりも、他者の精神障害に向いていたことは明らかだ。若い頃、彼は医師である父と精神錯乱の症例について議論し、のちにヘンリー・モーズレイと書簡で幅広く意見を交換する。モーズレイは19世紀のイギリスの精神科医で、ロンドンに自分の名を冠した病院を設立した。ダーウィンはモーズレイを始めとする精神病院の院長らと連絡を取り、メランコリアや躁病に特有の表情など、患者の外見について知ろうとした。

ダーウィンは、人間の感情は顔の筋肉の収縮によって表現されるもので、顔の筋肉の収縮から感情が生まれることさえあると考えていた。また、そうした感情表現のための筋肉のメカニズムは、動物から遺伝によって受け継がれたという見解を持っていた。今日では認められやすそうな見解だ。そう、もちろん、わたしたちは相手が微笑んでいるかしかめ面をしているかで、うれしいか悲しいかがわかる。そして、犬や馬についてもその表情から、退屈しているか不安か驚いているかがわかると信じている人は多い。ダーウィンの「悲しみの筋肉」という考えは、顔の筋肉が悲しみを表現することによってその感情が湧くというもので、最近の発見とも合致する。その最近の発見とは、美容のために顔の筋肉を麻痺させることで加齢によるしわを伸ばすボトックス注射に、強い抗うつ作用があるということだ[77]。

しかし、感情表現に関するこの考えは、デカルトの観点からすると厄介な含みを持っている。もし、人間の感情の発生や表現が、体という機械、つまり、下等動物から受け継いだものによるものならば、感情は心あるいは魂という領域には存在しえないことになる。感情が顔に表れるというダーウィンの考えは、彼の進化論を人間の本性という核心に迫らせ、当時の人々が霊魂的な意味があると信じたがった高潔な感情について、物質的な説明を与えた。ダーウィンは予想される望ましくないイデオロギーの対立に、大量のデータを集めることで対処した。「精神障害者は激情に駆られやすく、感情を爆発させる傾向があるので研究するべきだ」と考えた彼は、又聞きの記述も収録しつつ、写真を先駆的に使用し（モーズレイらから手に入れたもの）、精神病院の入院患者の顔の表情を報告した『人及び動物の表情について』を著した[78]（図11）。

ダーウィンは進化についての考えを伝えるために、「精神障害」の臨床データを用いた。だが逆に、精神障害の原因についての考えを伝えるために、進化論を用いるというやり方はしなかった。ダーウィンもモーズレイも、精神疾患には遺伝する傾向があることはよく知っていた。ダーウィン自身も、自分の大家族の中に精神障害が現れるのではないかと案じていた。いとこのエマと近親婚をしていたからだ。クレペリンら当時の精神病学者らと同様、モーズレイも、精神病院内の統合失調症、躁うつ病、精神病質、その他、多種多様な診断名が付いた多くの症例に、家族集積性と世代間連鎖があるのを認めていた。

ダーウィンの説によれば、世代を越えて受け継がれてきた他の形質と同じく、抑うつ的な気質は自然選択の対象であり、その気質によってうつ病の人はより生き延びやすくなっているはずだ。だが、それは直観に反するだけでなく、事実にも反する。重い心の病気は健康への致命的な打撃であり、それは、2018年のイギリスにおいて統合失調症と双極性障害の患者の平均余命が15年短いことからもわかる。表面的には、生存力、競争力、生殖力、いずれにおいても重い精神疾患に有利なことは何もない。いったい、どういうことなのか？　わたしたちを健康にするためではないにせよ、うつ病はどのように進化してきたのだろう？

精神疾患が遺伝することは、ダーウィンが生前に取り上げることのなかった自然選択への疑問を浮かび上がらせた。一方、モーズレイにはその疑問にもっとはっきりした答えを出す時間的猶予があった。だが、ダーウィンを否定する方法でそれを行い、50年もの不運な期間、人々を完全に間違った方向に導いた。モーズレイは世紀末的な多くの精神科医のうちの1人で、精神疾患や犯罪者タイプが世代をまたいで連鎖する仕方はダーウィンの自然選択の理論に従うのではなく、ジャン＝バティスト・ラマルクが提唱した初期の進化論に従うと考えていた。ラマルクは、若きダーウィンが1831年にビーグル号で航海に出る数年前に亡くなっている。最初の生物進化論を書いたとされるラマルクの理論は、あらゆる植物や動物は神によって創られたがゆえに永久に不変だとする旧約聖書の言葉に、初めて背を向けたのだ。ラマルクの説とはこうだ。生物は変化し、徐々に複雑になり、進化するが、それは獲得形質を受け継ぐからであって、変異遺伝子がランダムに選択されるからではない。

仮にあなたが生まれる前に、あなたの父親が大酒飲みという形質を獲得していたとしよう。その悪しき習慣はあなたの遺伝形質に好ましくない影響を与えるだろう。ラ

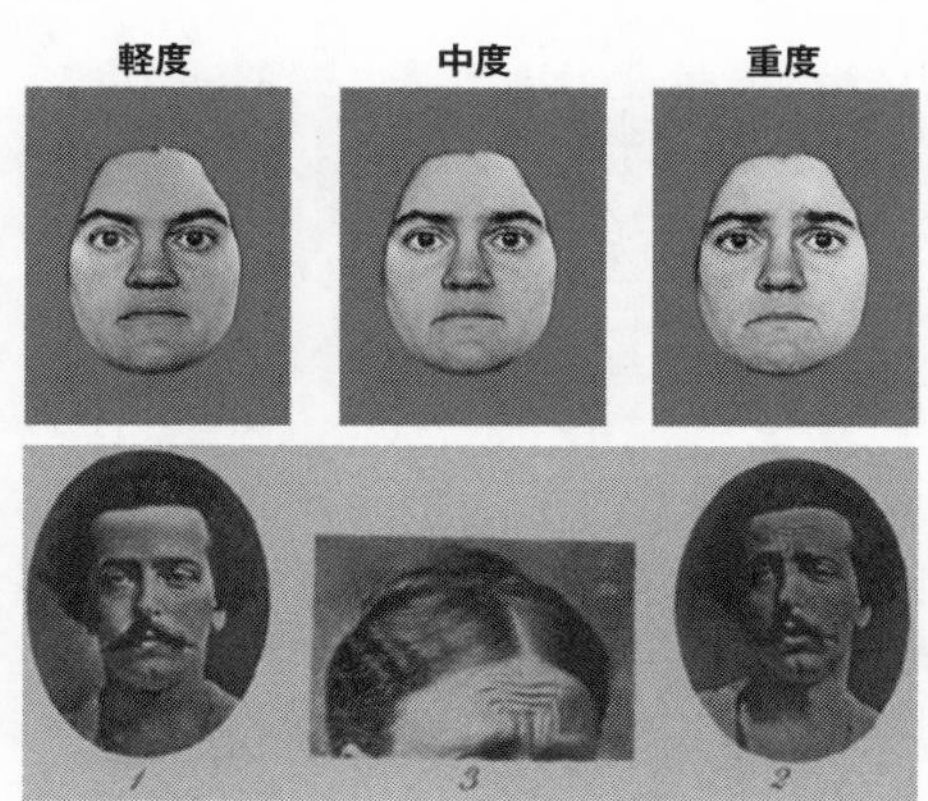

図11|感情的な顔と感情的な脳。ダーウィンは、メランコリアやその他の精神障害の患者の記録を収集した。記録は、ヨーロッパの有名な神経科医や精神科医が運営する精神病院に豊富にあった。彼が特に注目したのは、眉の位置、筋肉の盛り上がり、両眉の間のしわで、そのしわはΩの形のようなのでオメガサインと呼ばれた。それから100年以上経った現在のfMRIの調査研究でも、正常な悲しみの範囲を表す標準検査用の顔は、ダーウィンの考え通り、気分状態を示す眉の角度に焦点が置かれている。ダーウィンが予想した通り、最も悲しい顔は、人間が他の動物から受け継いだ脳の情動ネットワークに激しい活性化を引き起こす(が、ダーウィンはそれを確証することはなかった)。

マルクの説によれば、父親が大酒飲みであるために、あなたはアルコール依存症になる高いリスクを受け継ぐという。そして、あなたのアルコール依存症はあなたの子どもの道徳的な形質に、親と似ているがもっと有害な影響を与え、精神疾患のリスクを高めるという。19世紀の精神医学では、粗雑ながらも一般的だった大体の目安として、たいていの場合、第1世代のアルコール依存症は第2世代では精神錯乱となり、第3世代では知的障害にいたるとされていた。ラマルク説によればそのメカニズムは堕落の一途をたどらせるもので、各世代の精神的、犯罪的、道徳的な素行不良は次世代にも繰り返され、さらにひどくなるということだった。

モーズレイ、クレペリン、その他大勢は精神医学的に悪化する家系や人種を社会から排除しようという、倫理的に受け入れがたい提言をするにいたった。その理由は、彼らが自然選択を完全に無視したからだと言えるかもしれない。自然選択は、「なぜ、精神疾患が存在するのか」という疑問の有力な答えを与えてくれるものだったのに。1880年から1940年の間のいわゆるダーウィニズムの失墜の時代、精神および内科医学における優生思想が強かったのはドイツだけではない。当時、自然選択説はほとんど忘れ去られ、社会淘汰という概念が幅を利かせていた。わたしたちはみんな、それらの概念が政治的に、精神医学的に、どのような行動に移されたかを知っている。再び、そんな一方向に進んでいいわけがない。

ダーウィニズム失墜の時代が終わるのは、1940年代から1950年代の現代進化論の登場とほぼ一致している。今では生物学や医学の原則に近いものだが、進化は遺伝子の自然選択によって完全に説明されるという壮大な考えだ。このネオ・ダーウィニズムに則って改めてうつ病の遺伝性について考えれば、またしても同じ疑問に帰ってくる。うつ病の何が生存上、有利なのか？　答えはやはり同じだ。有利なものなどない。

概して大うつ病性障害の患者は短命で、慢性疾患を持っている率が高く、就業率は低く、たとえ職に就いていたとしてもあまり利益を得ていないことが多い。うつ病の人は子どもが少ない傾向にあり、うつ病の親を持つ子どもは正常な発育から遅れがちというのも、重大な事態だ。うつ病は社会的にも物質的にも有利でないばかりでなく、次世代にとってもはっきりとした利点はない。最終的に、こうした抑うつ行動に関与する遺伝子が、次々と世代を越えて永久に発現し続ける望みはない。一見したところ、うつ病の遺伝子は何千年も前に集団の中から排除されていてしかるべきだったと思える。わたしたちは、今ごろは、メランコリアという影が落ちることのない、日の当たる高台にいてもいいはずなのに。だが、そうなってはいない。本当にいつかそうなるかどうかも、疑わしい。ということは、うつ病になることに何か利点があるに違いない。うつ病には、自然選択によって説明できる何か有利な面があるに違いない。だが、それはいったい何だ?

大昔のサバンナでは抑うつ症状が役立った?

ちょっと言葉を換えれば、この疑問はずっと解きやすくなるかもしれない。うつ病の何が生存のために有利なのかと問うのではなく、うつ病の何が生存のために有利だったのかと問うてみよう。おそらく、抑うつ行動を起こす遺伝子が何百万年も前に自然選択されたのは、当時、うつ状態でいることは今とは違う意味で何かしら有利だったからではないか? 人間の脳の遺伝子の多くは古来のもので、たとえば、C・エレガンスのような下等な線虫にまでさかのぼるセロトニン受容体の遺伝子は、少なくとも5億年前に進化したものだ。だから、進化にはタイムラグがあるはずだと考えてもいい。線虫、あるいは犬、あるいは祖先である穴居人において、ある遺伝子がいったん選択されるとそれは残り続ける、つまり現代のヒトゲノムまで保存されるとしよう。すると、2018年に、わたしたちが則っている遺伝子プログラムが行っていることは、祖先のいたサバンナでは完璧に筋の通ったことだったとしても、今、ここではそんなにうまくいくことではないだろう。

なるほど、祖先がいたサバンナのことはよく知らないし、猿人や哺乳動物にかかっていた選択圧［自然選択の差を生む要因］についてはなおさらわからない。当時、そこにいたわけじゃないから。それに、何億年も続いてきた進化の過程を、そうやすやすと実験できるわけもない。あったかもしれない話を作るしかない。それから、科学的に最も有力な説を分析してみるしかない。偶然にも、最も説得力のある（そして分析可能な）最近のうつ病の進化学説は、免疫系を制御する遺伝子の自然選択に注目している。[9・10]

その説はおおむね、およそ15万年前にアフリカの平原で必死に生き残ろうとしていた原始人の部族についてのものだ。十分な食べ物を見つけ、捕食動物や他の部族からの攻撃をかわし、配偶者を見つけ、子どもを育てるのは、実に過酷な試練だっただろう。命を脅かすものはたくさんあるが、その筆頭は感染症だ。生きていれば、出産やけがなど感染症にかかる機会は多いが、効果的な治療法はほとんどない。乳児死亡率も妊産婦死亡率も高く、狩りや戦闘に関わる男たちはほとんどが20代で死んだ。人員の減少は感染症によることが多く、その原因は些細な手のけがや、雑に切断されたへその緒の端などだった。人から人にうつり、部族を滅亡に追いやるような接触感染や伝染病もあった。明らかにこの状況下では、感染症を防げることならどんなことでも、大いに有利になる。マクロファージを少々怒らせる、あるいはサイトカインシグナルを少々強めにするといった遺伝子変異が有利に働くのは、想像できるだろう。赤ん坊や幼児を襲う細菌という殺し屋に対して、自然免疫系の防衛最前線の戦力を強化できれば、優位に立てる。このためランダムに突然変異してきた遺伝子の中から、より強い力で病原菌を倒せるものが、自然選択されることになる。なぜなら、その遺伝子を受け継いだ人間は、子ども時代に死ぬことなく、生殖能力を持つ人生の最盛期まで生き残れる可能性が高まるからだ。感染症による乳児死亡率の高い、大昔のサバンナのような環境では、自然炎症反応を促進する遺伝子に強い自然選択圧がかかるのだ。

こうした炎症遺伝子は、多くの面で人々の生き残りを助けるだろう。創傷治癒率を上げ、限られた部位での感染が全身の感染になる危険性を抑える。また、炎症遺伝子は行動も変えるかもしれない。感染した動物とほぼ同様に、負傷した、または病気になった人間は歯根管の治療後のわたしのように、特徴的な挙動を示す。けがや病気の人間は社会との接触を避け、体を動かさなくなり、何かを楽しむ気持ちも食欲も失せる。不安に悶々とし、よく眠れない。それは遺伝子によってわたしたちのDNAに書き込まれた、根深くしつこい行動だ。その遺伝子はホモサピエンス誕生の何百万年も前から、進化してきたに違いない。これまで見てきたように、この疾病行動は自然炎症のメカニズムによって強く促される。だから、前線で病原菌を殺して感染を防ぐよう自然選択された遺伝子は、疾病行動を起こさせるとも考えられる。だがいったい、疾病行動がなぜ、サバンナでの生存に有利なのだろうか？

発病したわたしたちの祖先、つまり「患者」は部族から一時的に離れて引きこもることで、社会的義務や争いを課されることなく、体を休めて全力で感染症を撃退することができたと考えられる。これは心安らぐ展望だ。隔離された患者は守られ、何もしなくても許され、ただ回復すればいいとされる。食欲の減退も、消化や食べ物探しに無駄にエネルギーを使わないことで、生存に役立つ。その時期、体の生物的エネルギーはすべて、感染との激烈な戦いのためにマクロファージ軍の活性化に注がれなくてはならないからだ。こう言うと、疾病行動とは遺伝子にプログラムされた回復期間確保の行動を意味するように聞こえるだろう。回復を加速させるのは患者にとってはいいことだ。だがサバンナでは、疾病行動は別の、もっと不快な側面も持つと考えられる。夜、部族の者たちが集まって火を囲み、食事をしている一方で、隔離された患者は捕食動物が潜む物陰のすぐそばで皆から忘れ去られそうになっている。もし、部族の者たちが敵の部族に攻撃されたり、干ばつのせいで移動を余儀なくされたりすれば、集団のはずれにいる患者は危険にさらされ、まず犠牲になるだろう。孤立していることで外からの脅威が増すのだ。だから、本人は休みたいし化膿した傷も治したいのだが、不安や睡眠障害といった疾病行動のせいで警戒を緩めることができないため、それが生存に有利に働くのかもしれない。

だから、社会からの引きこもりという疾病行動は、患者を保護すると同時に危険にもさらすのだ。だが、部族にとっては防護的な利点しかない。伝染病は、もともとは血縁関係にある数百人の大家族にすぎない昔の部族にとって、とりわけ恐ろしいものだった。伝染病は瞬く間に広がっただろう。部族内で遺伝的な類似があるということは、1人にとって致命的な病原菌は全員にとって致命的ということになる。壊滅を招く伝染病は、部族の遺伝子プール［ある生物種集団を構成する全個体が持っている遺伝子全体］をまるごと消去しかねない。患者の孤立、つまり社会的引きこもりという自然免疫的な行動が、まだ感染していない血縁関係者たちの感染リスクを減らすのだ。引きこもりは、伝染病予防のための隔離の一形態と考えられる。患者の炎症による行動とは、部族全体を接触感染させないために、自分は集団のはずれで犠牲になる不安なリスクを負うことだ。患者個人のDNAのためだけでなく、部族のDNAの生き残りのために疾病行動は自然選択されたと想像できる。感染した者に公益のためにリスクを負わせる遺伝子が、自然選択されたと言えるだろう。パラケルススが訪ねた、ニュルンベルクのはずれのハンセン病療養所は、伝染病にかかっていそうな者を隔離したり締め出したりするための場所だった。伝染病から部族を守るという本能の持続を表す、近代における一例だ。

いずれにせよ、サバンナ・ストーリーによれば遠い先史時代のある時点で、遺伝子が感染に対して炎症反応を増大させるよう自然選択されたことにより、わたしたちの祖先、少なくとも祖先の部族は、生き残りやすくなった。炎症をより促す遺伝子の選択は、実際に感染したときに体がすばやく力強く反撃できるという観点から、うなずける話だ。だが、感染してから攻撃的な反応を示す遺伝子はもちろん、感染の脅威を予測する遺伝子が選択されれば、もっと有利になるだろう。

もし、最初の病原菌が侵入する前にマクロファージ軍がやる気満々であれば、敵が増殖して感染症がひどくなる前に、その病気を排除する可能性は高くなるだろう。想像するにサバンナでは、狩りや戦いで被った外傷から感染症になることは、大いに予測されただろう。争いでのちょっとした傷でも致死性の感染症によって悪化するので、争いや危険を生みそうな周囲の状況を察知し、免疫系に警報を出して差し迫った感染の危険に備える遺伝子が選択されてもおかしくない。そうであれば、当時の患者の体は、敵である部族から傷つけられる前に、つまりマクロファージが敵である細菌に初めて出会う前に、すでに炎症を起こしていただろう。

これはわたしたちの進化について、「なぜ」という疑問の答えをくれるストーリーかもしれない。わたしたちは自然炎症のあらゆる側面（抑うつ行動も含めて）を強める遺伝子を受け継いでおり、それらは実際に起こっている感染症や、起こるかもしれない感染症の脅威に反応する。そして、サバンナで実際の感染や感染の脅威に反応することで人を有利に生き延びさせたその同じ遺伝子が、何代もの世代を経てわたしたちに受け継がれ、今では一見、不利な遺伝子のように思われている。社会的葛藤に対して炎症を起こさせ、炎症に対してうつ病を発現させる遺伝子だからだ。

ミセスPは、関節炎を発端としたサイトカインの急増に反応して抑うつ的になりがちだったが、それは、10万年前に産後の祖先を生き延びさせた遺伝子を彼女も受け継いでいたからだ。疲れ果てた教師らは教室という、いわば現代のジャングルでのさまざまな社会的脅威に反応して、炎症を起こしやすかったのかもしれない。それは、本物のジャングルで敵の部族と戦う際に外傷後の感染から祖先を守った遺伝子を、その教師らも受け継いでいるからだ。現代のうつ病のスティグマは、かつて部族の中で炎症を起こしたと思われる振る舞いをする人たちが隔離されていたことと、何らかの関係があると思う読者もいるかもしれない。うつ病の友人に「何と言っていいかわからない」というよくある感覚には、過去から受け継いだ本能が隠れているのではないか？　それは、伝染病で炎症を起こしたと思われる振る舞いをする人、つまり病気をうつすかもしれない人との接触を避けようとする本能ではないか？

サバンナ・ストーリーが人を引きつけるのは、もっともらしいと思えるからだ。さらに、ネオ・ダーウィニズムとも考え方が一致し、狩猟採集民から国民医療サービスのストレスフルなうつ病患者まで網羅するからだ。だが、それは進化についての数あるもっともらしい論理的説明、あるいは一部の科学者が疑わしげに「なぜなぜ物語」と呼ぶものの、ほんの1つにすぎない［イギリス作家キプリングの児童文学作品『なぜなぜ物語』に由来。「ゾウの鼻が長いわけ」などの話をおもしろおかしく創作した短編集。ここでは、それらしいストーリーを作ることに力を注いでいるという批判を意味する」。うつ病の生存価［生体の特質が生存競争において果たす有効性］を説明するために、でっち上げたと言われる話かもしれない。どうにかして、サバンナ・ストーリーを検証し、それが単なるお話以上のものだと確かめる必要がある。

人間の進化を、5億年前のC・エレガンス誕生から無菌状態で実験的に再現することはできない。祖先が感染症にさらされなければ、21世紀のホモサピエンスに炎症性のうつ病を引き起こす遺伝子は選択されなかったであろうと、実験で示すことはできない。だからと言って、サバンナ・ストーリーがまったく科学的に検証できないわけではない。サバンナのサバイバル・ストーリーが真実なら、うつ病のリスクを高める遺伝子の少なくともいくつかは免疫系を制御するはずだし、それは、現実世界で実験的に検証できる予測と言える。

うつ病が家系に遺伝することは知られている。両親ともにうつ病であれば子どもがうつ病になるリスクはおよそ3倍になり、きょうだいの1人もしくはそれ以上がうつ病なら、そのリスクはおよそ2倍になる。しかし、統合失調症や双極性障害といった他の精神疾患に比べると、うつ病の遺伝性はそこまで高くない。統合失調症やアルツハイマー病の遺伝子の特定より、うつ病の遺伝性を裏づける遺伝子の特定が難しいとされるのは、そうした理由もあるのかもしれない。多くのよくある遺伝性疾患と同じく、うつ病も、１つか２つの遺伝子が脳や精神の表現型に強く不利な効果を及ぼすことよって発病するものではない。多くの遺伝子のそれぞれが少しずつ病気のリスクに寄与することによって、うつ病になるかどうかが決まる。遺伝性が中程度の疾患で、弱い作用を持つ多くの原因遺伝子を見つけるということは、全ゲノムの２万の遺伝子すべてを分析しなければならないということを意味する。数個の遺伝子ではだめなのだ。これは、非常に多くの患者のデータを集める必要があるということでもある。ごく最近になるまで、精神病遺伝学の世界では、このような数がものを言う研究に十分な、うつ病のデータを集めることはできなかった。

　初期の大規模研究においては、全ゲノムからうつ病リスクを高める遺伝子を探す作業は、失敗に終わった。うつ病患者と健康な人で、種々のＤＮＡの変異の頻度における有意差はなかったのだ。だが、何万もの患者のデータからなるその研究は当時としては大規模に思えたものの、失敗の原因は、それでもまだ規模が足りなかったことだとわかった。ごく最近、オンライン上でのみ発表されたのだが、国際的な研究者の共同体が、13万人のうつ病患者の症例群と33万人の健康な対照群のＤＮＡを分析するという研究を行った。そこで、明らかにうつ病と関連する44の遺伝子が発見された。[79] ２０１８年になってようやく、初めてメランコリアの遺伝的な根源にわたしたちは迫っているのだ。

その遺伝子は何者で、何をしているのか？　その多くは神経系で重要なものとして知られる遺伝子だが、それについては、気分状態が脳から生じると思っているわれわれは驚かない。それより驚くのは、その多くが免疫系でも重要な遺伝子として知られていることだ。たとえば、うつ病に有意に関連する遺伝子は olfactomedin4（オルファクトメジン4）と呼ばれている。うつ病のリスク一覧のトップに浮上するまでは、その遺伝子は危険な細菌に対する消化器官の炎症を制御するものとしてよく知られていた。[80] 細菌感染すると胃壁の炎症を起こす、オルファクトメジン4の変異を受け継いだ人は、胃潰瘍への耐性という意味においては生存に有利な恩恵を受けているかもしれない。だが、その人たちはうつ病になりやすいのだ。これは最新の研究結果で、まだ科学的な精査を必要とするものだが、膨大なデータに基づくしっかりしたもので、サバンナのサバイバル・ストーリーによる予測とほぼ同じだ。やはり、あのストーリーは「なぜなぜ物語」ではないのかもしれない。

懐疑というのはデカルトの科学の第一原則で、それによりわたしたちは公正さを保つことができている。内科学と精神医学では、信用できない治療が蔓延した歴史があるが、それがしばらくの間放置されていたのは、専門家の懐疑心の不足ゆえである。

だが、炎症とうつ病との関連についてまだ懐疑的な立場をとり続ける理由があるとすれば、それは何だろう？

両者が関連し、因果関係を持ちうることに、もはや合理的な疑いの余地はない。論理的な道筋も、体の炎症から血液脳関門を経て、脳細胞および脳内ネットワークへと、通っている。その道筋が、結局はうつ病という気分と行動の変化を引き起こすのだ。体の炎症は社会的ストレスによっても起こると知られているが、社会的ストレスはうつ病の危険因子としてよく知られている。ストレス、炎症、うつ病というこの連鎖は、先祖にとっては感染との戦いに有利に働いたと想像できる。感染に対して炎症を制御する遺伝子、かつてのサバンナでおそらく最初に選択されたと考えられる遺伝子は、現代の世界ではうつ病のリスク遺伝子でもあるという証拠がいくつか浮上している。

もちろんお望みなら、判断を保留にしてもらってもいい。データに説得力がない、まだ解決すべき問題点がたくさんある、まさに必要なのは別の実験だ、等々の理由を付けることができる。だが、わたしの中の精神科医はこう言うだろう。「判断保留には合理的な理由があると言いながら、実は無意識に自分の中のデカルトの盲点を守ろうとしていませんか？」。かの偉人が似たようなことを言ったが、それよりさらに革新的な哲学は間違いなく、「免疫、ゆえに我あり」なのだ。

第7章　これでうつ病治療は変わるのか

医学の変化はゆっくりとやってくる。医療はきちんと管理された専門的で保守的な仕事であり、また、そうあるべき確固たる理由がある。だがそれでも、うまくいかないことはある。生活の中で、炎症と抑うつの関連に気づいている人は数えきれない。

骨折後のひどい落ち込みや、炎症性腸疾患の再燃と寛解に同調する気分変動は、珍しいものではない。うつ病と共通した特徴を持つ慢性疲労症候群は、青年期に、伝染性単核症というリンパ球のウイルス感染の後に起こることがある。中年女性のうつ病率と抗うつ薬使用率に大きく関わる更年期障害も、末梢炎症の増加と関連している。[81] さらに、気分状態や免疫系に影響を及ぼすのは生物学的要因だけではない。逆境や対立といった社会的要因もまた、炎症を引き起こす。それが、幼少期や成人後のストレスをきっかけとするうつ病が多い理由なのかもしれない。

だが、こうした理論の裏づけをもとにして、現代の科学的医学はどんな実際的な助言を提示できるだろう？　どんな先進的サービスが「炎症を起こした心」の治療のために提供できるのか？　先に過剰な期待をしないように言っておくと、中期的には前向きに考えるべきだが、炎症によるうつ病に対する治療の選択肢はこれを書いている現在（2018年）は限られていると知ってほしい。

多くの患者が、かつてのデカルトの断層線を越えて、体と心を合同させた医療へアクセスしようともがいている。内科医はしばしば、患者の目よりもX線写真を見るほうを好む。一方、精神科医は、聴診器は家に置いておくように教育されてきた。少なくとも2018年のイギリスの国民医療サービスにおいて、炎症性のうつ病の（もしくは炎症性の認知症や精神病の）患者が、身体と精神の両方の状態を同等に診る臨床サービスを見つけるのは、非常に難しい。しかし、議論自体は存在し、政府その他の重要組織のトップクラスにおいては、身体的健康と精神的健康を「等価に尊重すること」について話し合われている。国民医療サービスの精神医療部門で働く人たちは、それがただの宣伝文句に終わらないことを信じたいだろう。だが、今のところまだ、身体・精神両面の医療サービスが等しく組み合わされた専門的な医療が、患者に届く兆しはない。

身体と精神の健康を統合的に扱う、こうした考えの重要性を医療関係者はなかなか認めようとしない。それは個々の医師や科学者が無力、怠慢、不人情だからでは決してなく、専門家として訓練された人にはデカルトの盲点が存在するからだ。あらゆる盲点と同様、それはわたしたちに何かを（ありふれた風景の中に潜む何かを）見えなくさせると同時に、見えないことをも意識させない。わたしたちには何かが見えない。そして、自分に見えないものがあることも自分ではわからない。

神経免疫学は、なぜ、どのように免疫系が体と心をつなげるのかを初めて明らかにしようとしている。しかし、それで治療は変わるというのか？　うつ病の人々の状況を真に改善しうるこの新たな知識を持って、わたしたちにできることは何なのだろうか？

うつ病に対する免疫学的な見方は、新たな治療法の可能性を開くだろう。抗炎症薬や抗体を次世代の抗うつ薬として開発することが、進むべき道の1つであることは明らかだ。そのほかにも、免疫学的な考え方は、アルツハイマー病や統合失調症といった脳疾患や精神疾患の新たな薬物治療の発展に、ますます影響を与えるだろう。とはいえ、体と脳と心が免疫系を介して因果関係を持つという理解がもたらすのは、新薬開発だけではないし、関連するのもバイオテクノロジー会社や製薬会社だけではない。神経免疫学は、その他の治療方法の開発や最適化に関する情報を提供することもできるだろう。それらには、多くの薬嫌いのうつ病患者や、薬の処方に気が進まない精神医療関係者が心を引かれるはずだ。迷走神経が炎症を制御することを念頭に置けば、炎症性のうつ病治療に神経を刺激する装置を使えるのではないだろうか？　炎症とうつ病にストレスが大きく関わることを思い出せば、心理的介入や社会的介入の効果を測定するのに、炎症の値のバイオフィードバック［身体の状態の測定結果を本人に提示して自己コントロールを促す行動療法］が役立つのではないだろうか？

進歩の可能性には、わたしは柄にもなく楽観的だ（図12）。だが、まだ何も実現していない。それに、うつ病患者の体験に真に変化をもたらすほどの進歩があるかは、事が始まるまでわからない。

メディカル・アパルトヘイトに苦しむ患者たち

現代の専門医の医療活動は、デカルトの心身の分断を受けて真っ二つに割れている。患者は自分の病気の身体的側面を診る内科医にかかるか、または精神的側面を診る精神科医か臨床心理士にかかるかのどちらかだ。内科医も精神科医もそれぞれに専門医として、二元論のそれぞれの領域で訓練を受けている。互いに論を交えることは歓迎されない。内科医は身体的疾患の生物学的メカニズムについて深い専門知識を求められるが、精神的健康については知らなくても構わないとされる。精神科医は精神疾患の心理的原因について難しい知識を求められるが、身体的な健康問題解決の能力は問われない。わたしは両者のことを戯画化して表現してはいるが、ほんの少しだけだ。わたしは１９８９年の半年間に、この両者の分断を目にした。その１９８９年に、研修を終えた内科医の世界では、ミセスPのような症例の精神症状については何もしなくてもプロとして問題なしだということを知った。その後に研修を始めた精神科医の世界では、精神科医が身体的症状については何をやってもプロとして信用されないことを知った。

精神科医として新たに仕事を始めた数カ月間は聴診器を携帯していたが、すぐに変わり者と思われた。病棟のいわゆる精神病患者の多くは、身体疾患の診断も治療も受けていないことが嫌でもわかった。思い出すのは、パニック発作とアルコール依存症と診断されていた、ある男性のことだ。その患者の記録を読むと、新しい同僚たちが以下のように診断していることがわかった。脈が速まり過呼吸になるパニック症状は患者の不安な心理状態から起こっており、患者はその不安を鎮め、パニック発作を抑えるためにアルコールで的外れな自己治療をしている。すべては心の問題だ。わたしは聴診器でその患者の心臓と肺の音を聞き、逆の説もあるのではないかと思った。深酒のせいで心筋は衰え——内科的専門用語で言えばアルコール性心筋症になり——その心不全が体に作用してアドレナリンが放出され、それがパニックと不安を起こしている。心の問題はまったく関係ない。身体的疾患が精神症状を呈しているのだ。

そんな例がいくつかあった後、当時の上司だった精神科の専門医からこう耳打ちされた。「もちろん、あの患者さんたちに合う内科療法を見つけてあげるのはいいこと

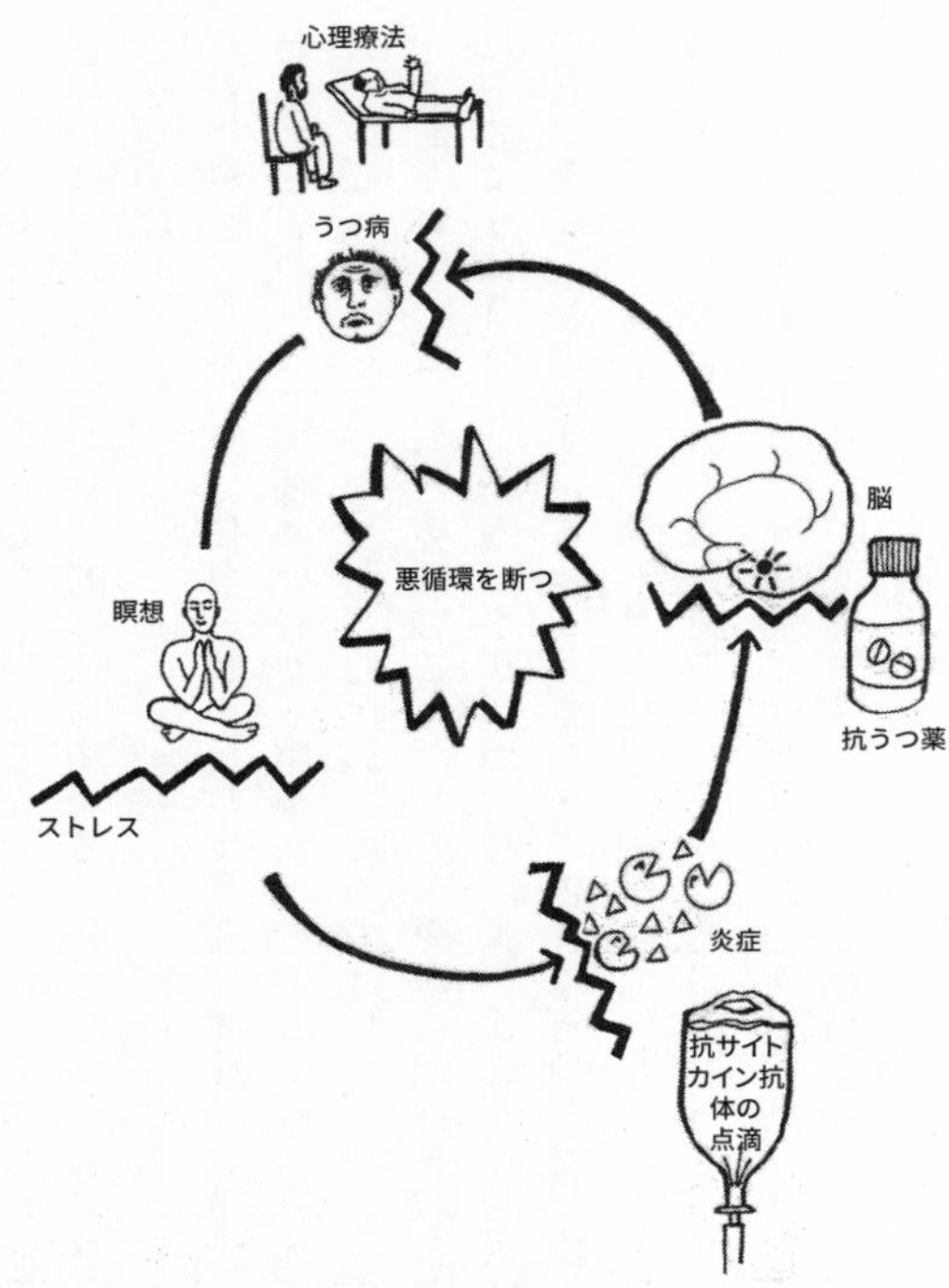

た社会的ストレスの根源は、そう簡単に解決できるものではない。新たな治療の発想とは、この悪循環を体の時点で断つというもので、炎症が社会的ストレスとうつ病をつなげている点を標的にする。同じく、炎症が関節炎や肥満といった身体的疾患とうつ病をつなげている点も標的とする。つまり、抗サイトカイン抗体の点滴など、体の炎症の徴候や症状の治療のためにすでに使われている方法を別の目的に使うドラッグリパーパシングだ。だが、「炎症を起こした心」へのドラッグリパーパシングはまだ行われていない。

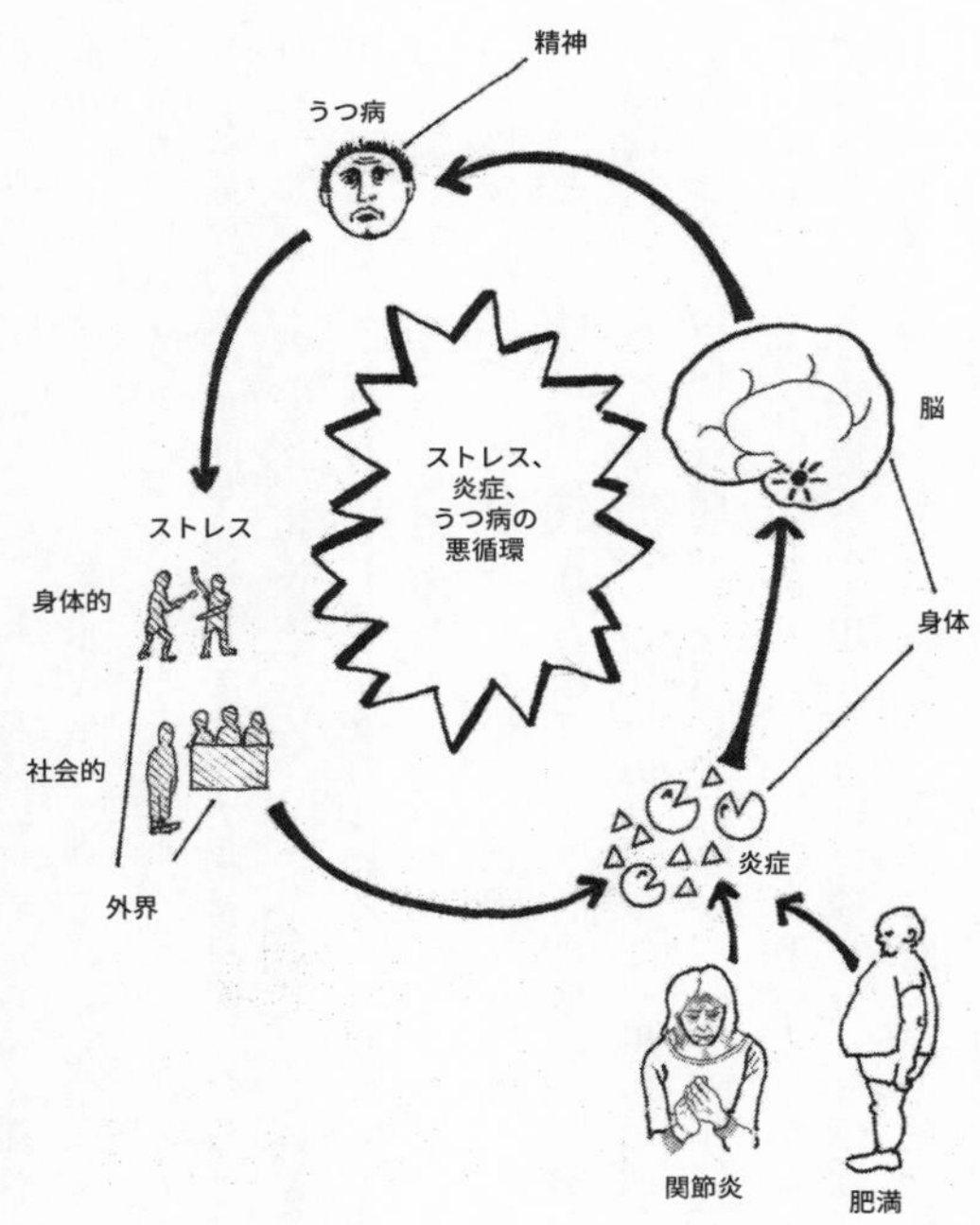

図12｜ストレス、炎症、うつ病の悪循環とその断ち方——あるイラストレーターの印象による。炎症は脳の機能を変化させ、それによって気分の変化や抑うつ障害が発生し、それが社会的ストレスのリスクを高め、そのリスクによって体の炎症が起き、その炎症が……以下同様。この悪循環を断つにはいくつかの方法がある。二元論の世界では、うつ病は完全に心の問題なので心理学的な治療が施される。1950年代以降、臨床現場ではうつ病には脳に作用する薬が処方された。ストレスの緩和あるいは制御は、瞑想やマインドフルネスの訓練にゆだねられた。だが、貧困や虐待といっ

ですよ」と彼女は言った。「でも、あなたが精神科医になるにあたっては何の意味もないことでは？　あなたは今や、身体の世界から遠く離れて精神の世界の奥深くへと向かう、これまでと違う道を歩んでいる。それを完全に受け入れたのか否か、どちらですか？」。彼女から見れば、わたしの聴診器は安心のためのお守りで、内科医という誉れ高い白衣の集団を後にして格下の精神科医になろうとする、わたしの不安の表れだった。「そのへその緒は切ったほうがいいわね」と励ますような微笑みを見せて、彼女は言った。精神科医として生まれ変わるつもりなら、内科的行為は捨てろということだ。わたしは現状を拒絶しているつもりはなかった。もっとも、誰だってわたしの立場になればそうだろう。すぐにこう理解した。もし、現状を拒絶しているわけではないときっぱり言えば、彼女はフロイト的見地から、聴診器の件はわたしの無意識の防衛機制によるリビドーの強化であり、やはり思った通りだと解釈するだろう。今でも、診療室の棚には聴診器を置いているが、ほぼ25年間、使ったことはない。

これはただの逸話にすぎないが、わたしが医学生、若い内科医、若い精神科医として経験したことは、過去でも現在でも特に珍しいことではないと思う。すべて些細なことだと思うが、しかしそれはデカルト的分断の典型的な結果だ。二元論が人間のあり方を2つの質的に異なる領域に分けたことが、身体的健康と精神的健康の硬直的な区分に反映されているのだ。このメディカル・アパルトヘイトのもっとずっと深刻な帰結は、患者が不利な扱いを受けていることだと、わたしは思う。

このメディカル・アパルトヘイトがミセスＰのような内科患者にとって不利であることは、すでに見てきた。ミセスＰは、「うつ病の併存」を抱えて中間地帯に取り残されていた。担当の内科医らは、それが自分たちの問題とは思っていなかった。精神科医は、それがまさしくＭＤＤの症例とは診断できなかった。ミセスＰの疲労感、悲観的考え、頭に靄がかかったような感覚は、どちらの側からもそれほど理解も治療もされなかった。ミセスＰは事実上、放置されたまま、リウマチ性疾患による重篤な精神症状を「克服する」か「うまくやり過ごす」か「あまり心配しない」ようにすればいいとされた。スティグマと恥の文化のせいで、彼女は薬が効かない不満を口にするのもためらい、気は滅入る一方だった。ミセスＰが良い患者であれば（実際そうだったが）、何とか折り合いを付け、事態に順応し、立派に立ち直ろうとしただろう。その１９８９年以降、内科外来で精神面を意識するような改善は見られているが、イギリスでは重大な炎症性疾患患者の抑うつ、疲労感、認知機能を調べる慣例はない。重篤な炎症性疾患を抱える多くの人がその精神症状を見過ごされ、きちんと治療されずにいる可能性は高い。デカルト派の内科医に見過ごされている、ミセスＰのような患者は今や存在しないというなら驚きだ。

さらにメディカル・アパルトヘイトは、精神科の患者にも痛手を負わせる。これは、わたしが知る中で最も衝撃的な医療統計の1つであるが、深刻な精神疾患患者の平均余命は一般に予想される平均余命より少なくとも10年は短い。[82]もし、MDDや双極性障害や統合失調症などの長期にわたる精神疾患を抱えていれば、たとえ2018年にロンドンのような豊かな都市で暮らしていたとしても、早めに死ぬ可能性がある。別の言い方をすれば、平均余命に与える慢性統合失調症の影響、つまり統合失調症の死亡率は、がんの死亡率とほぼ同じということだ。両者ともに10年から15年、命を縮める。

この統計について人に話すと「確かにそうだが、それは自殺のせいだろう」と言われる。深刻な精神疾患患者の寿命が平均として縮まるのは、心の疾患によって理性が乱され、そのせいでしばしば若くして自殺する患者がいるからだというのだ。しかし、このデカルト派の条件反射による答えは正しくない。たとえ、自殺を除外しても、深刻な精神疾患の人の平均余命はやはり10年削られるのだ。[83]いわゆる精神病患者は、糖尿病や、心臓や肺の病気を患う内科患者より若くして亡くなっている。その理由として考えられるのは、医療システムのアパルトヘイトによって統合失調症や双極性障害はひとえに心の病として扱われるが、多くの患者は体の病気を見過ごされたり、きちんと治療されなかったりしていることだ。重い精神疾患を持つ人はセルフケアが難しく、適切な医療、教育、社会サービスに手が届きにくいことが多い。精神病の症状に向けてよく使われる薬の中には、体重増加や糖尿病を引き起こすものもある。いろいろな要素が絡むとはいえ、重い精神疾患ががんと同じく致命的であるのは根本的な事実だ。それを統計の特異な乱れとして無視したり、深刻なうつ病、双極性障害、統合失調症の少数の若者の自殺のせいにしたりしてはいけない。重い精神疾患を抱えるあらゆる年代の患者は、重い身体的疾患も抱えている。彼らの行く末は非常に不利だ。心と体とに引き裂かれた医療制度を相手にしなければならないのだから。

この知見を現在の治療に生かす道はあるのか

たとえば、あなたの友人か家族の誰かがうつ病だとして、この本を読んだあなたが、この免疫精神医学という新しい科学がその人にあまりにも当てはまることに驚いているとしよう。その人の免疫系について考えることで、うつ病の回復の助けになる、これまでとは違う何かをできるだろうか？

その人がこの本の英語版の刊行時点（2018年）で総合診療医のところに行って、「わたしのうつ病は炎症と関係がありますか？」と尋ねたらどうなるか？　その人のうつ病が本当に炎症と関係あるかどうかを評価するために、その医師に何ができるか？　もし本当に両者に関連があるなら、その医師に何ができるか？　残念ながら、最もありそうなのはがっかりするような成り行きだ。たとえ、その医師が非常にいい人で、進取の気性に富んだ情報通で、たっぷり時間があるとしてもだ。

今、目の前にいるその人に対して、医師は実際に何ができるだろう？　その人に対して、ミセスPのリウマチ性疾患のような、ひどい炎症をもたらす内科的疾患があるかどうかなど、解決の糸口になる質問はたくさんできるだろう。だが、すべての質問の答えがノーだとしても――炎症性と知られている疾患がなかったとしても――その人が、うつ病を発症させるような炎症を起こしていないとは言えないだろう。炎症性疾患にかかっているのに、まだ診断されていないので、本人はそのことを知らないという可能性もある。あるいは、太り過ぎのせいで穏やかな炎症を起こしているとか、アルツハイマー病の妻の面倒を見てストレスを感じているとか、子どもの頃にひどい扱いを受けたとか、高齢だとか、あるいは、そうした要因と炎症を引き起こすその他一般的な因子との組み合わせがあるとか。

医師はため息をつくかもしれない。あとは血液検査しかない。だが、現実に一般診療所で手頃な費用で利用できる、炎症の検査とはどのようなものか？　2018年のイギリスでは、選択肢は限られる。おそらく医師は、全血球数（血液中のマクロファージ、リンパ球、その他の白血球の数の測定）とC反応性タンパク（CRP）の血中濃度を検査しようとするだろう。

たとえばCRPの値が4・8ミリグラム／Lだったとしよう。これはどういうことか？　とてつもなく高いわけではない。だから、まだ診断されていない重い疾患があることは示唆されない。それはいいことだ。だが、正常範囲からは外れている。ほとんどの医師が正常とするのは3ミリグラム／L未満なので、4・8は軽度あるいは中度の炎症とされるには十分な値だ。その時点で、あなたの友人または家族のうつ病は、体の炎症に関連していると思われる根拠を持つ。だが、結果的に医師や本人が何か新たな手を打てるのだろうか？

まずはあたりまえだが、アスピリンのようにすでに多数普及している抗炎症薬の1つを使ってみるという考えがある。原則としては、その人のうつ病の原因が炎症なら抗炎症薬を試すのはうなずける方法だが、実際にはそれを医師が勧めることはないだろう。現在の医療においては、炎症性のうつ病患者に抗炎症薬を処方するのをためらわせる2つのもっともな理由があるのだ。1つ目は、すでに医療に使われているアスピリン等の抗炎症薬に、抗うつ薬の作用があるという確証がないことだ。そのような証拠を示すのに必要な臨床試験はまったく行われていない。痛みやその他の炎症症状に対して処方される、抗炎症薬の一部（特にミノサイクリンとジクロフェナク）に抗うつ作用があることは有力な証拠だが、状況証拠でしかない[77]。うつ病治療に使えるような、公式な認可を得た抗炎症薬はない。2つ目は、たとえあなたの友人の担当医が、効くという確たる証拠もなしに投機的に、あるいは「適応外に」抗炎症薬を処方する気があったとしても、やはり安全上のリスクを考えて躊躇するだろう。たとえば、アスピリンは一般に胃を刺激し、潰瘍や出血を引き起こす。ヒポクラテスの誓いに従って患者を危険な目に遭わせまいとする医師なら、効果がリスクを上回りそうだという証拠のない、冒険的な薬を処方することはないだろう。

だから、2018年時点では慎重な医師は既存の抗炎症薬は避けて、炎症の根本原因の治療に向かうと思われる。とはいえ、軽度の炎症の理由として考慮に入れるべきものは、非常にたくさんあるのだ。すでに言及した肥満、加齢、社会的ストレス、季節周期以外にも、まだ述べていない原因がある。

歯周炎は文字通り歯のまわりの炎症で、わたしが炎症を起こしてうつ病になった場合には、それが第一容疑者になるだろう。歯周炎は軽度の感染症で、なおざりにされがちだ。たいていの医師は、歯周炎は歯科医の仕事だからと考慮に入れず、たいていの歯科医は、歯茎の病気とうつ病との関連など考えもしない。あなたの友人の息は臭くないだろうか？　もしかしたら当たりかもしれない。

過敏性腸症候群や慢性大腸炎などのさまざまな胃腸障害も、容疑者に入る。腸には細菌性抗原がいっぱいいるが、中には毒性を持つものもある。腸の長さは8メートルで、わたしたちの平均身長の約5倍の長さだ。この長い前線の砦では、自己と、大量のもしかすると敵かもしれない非自己の細菌が対峙しており、あたり一面にマクロファージが密集している。侵略側の腸内細菌と防衛側のマクロファージとの小競り合いは、常に起こっている。マクロファージは血液循環にサイトカインを送り込み、CRPの値も上昇させているかもしれない。いわゆるリーキーガット症候群（腸管壁浸漏症候群）の強い炎症は、腸内細菌叢——マイクロバイオーム——の毒性と免疫の強い反応によって引き起こされる。ということは、子どもの頃に貧困や虐待を経験し、そうした幼少期の過酷な社会的ストレスのせいですでに警戒態勢にあるマクロファージ軍が、何年か後にマイクロバイオームの中の敵の腸内細菌に対して、強い炎症と抑うつ反応を示す可能性がある。合併症だ。そこには軽度の炎症を引き起こす多数の要因があるばかりでなく、それらが相互に影響し合って複合的な炎症作用を起こす可能性があるのだ。

　もし、主治医があなたの友人の軽度炎症の原因を突き止める手助けをしてくれれば、あなたの友人はその原因に取り組むことができるだろう。太り過ぎなら体重を減らし、サイトカイン濃度を下げればいい。別の歯科医にかかってみるか、食事を変えてみてもいいだろう。運動をし、よく眠り、過度の飲酒を避けるといったあれこれを賢く実践すれば、炎症をなくす効果が得られるかもしれない。生活管理という意味では、ごもっともな説だ。だが、すごく適切でおなじみのアドバイスには、なかなか従いにくいものだ。それに、彼の炎症には自助努力ではどうにもならない原因があるかもしれない。たとえば、愛する人の介護のストレスから逃れたくても、本当に逃れると、愛する人の面倒を見ないという罪悪感に襲われるような場合は？　あるいは、子どもの頃に起こった出来事を、どうやって変更しろというのか？　加齢とともに体に起こる変化をどうしろと？

要するに、あなたの友人にどんな別の手立てがあるのだろうか？　これこそが、医師がため息をつくであろう理由だ。こうなることはわかっているのだ。うつ病の原因と思われるものを探すという、この免疫学的な探偵仕事をしたところですぐに治療に改善をもたらすことはできない。炎症症状のある患者は、ＳＳＲＩのような従来の薬での抗うつ治療にあまり反応しないという証拠は、いくつか出ている。だから、あなたの友人のＣＲＰが４・８で正常範囲を外れていることを踏まえれば、すでに試したＳＳＲＩが効かないなら、この事実は医師に別のＳＳＲＩへの切り替えを躊躇させるだろう。これは治療法の進歩だが、あなたの友人からすれば、心躍るものでもないだろう。治療の選択肢をなくすのだから。だが概念的には、それは医療の進歩だといえる。ＣＲＰのようなバイオマーカーを、いや、どんなバイオマーカーだろうとそれを使って、抗うつ治療への反応を予測するという進歩だ。ただ、あまり明るい展望はない。どんな種類であれ、炎症の軽減に注目した抗うつ治療はないのが事実だ。まだ何も変わっていない。免疫系と神経系の相互作用についての科学的理論は大きく進歩しているが、この新たな知見にはまだ、うつ病患者の実生活に変化を起こすだけのものがない。実際に医療現場に変化を促すのは、新しい治療法しかないのだ。

抗うつ薬開発の古いビジネスモデルが崩壊した理由

１９８９年のプロザックの登場から数十年間、製薬業界とバイオテクノロジー業界はうつ病の新治療の模索に何十億ドルもかけた。その投資の科学的、治療的、商業的見返りは、控えめに言っても思わしくないものだった。うまくいったものはほとんどない。多くの有力な手がかりを追って膨大な数の臨床試験が行われたが、イプロニアジドの偶然の発見に始まりＳＳＲＩの出現でピークを迎えた、あのうねりに続く、次の抗うつ薬の革新は起こらなかった。

各企業は損失を取り戻すためにさらに資金をつぎ込むようなバカなことはせず、撤退した。うつ病やその他の精神疾患に関する研究開発費は次第に減っていき、プロジェクトは突然終了した。科学者らは職を失ったり、他の治療分野に配置換えされたりした。研究開発途上にあるうつ病の新薬は、30年前に比べるとぐっと減った。過去に多額の投資をしても新たな抗うつ薬の発見に成功しなかったのに、重力に逆らうような楽観主義を持って、より少額の投資でずっと大きな成功を手にする未来を信じなければならなくなった。他のすべての条件が同じなら、投資が少なければ新薬登場の可能性は減る。こんなときに、うつ病は世界の労働年齢の成人が、障害に陥る最大の原因の1つに常に位置づけられている。満たされていない臨床ニーズの水準はこれ以上高くなりようもないほど高いが、それに見合わず、民間および公共部門の投資の水準は低い。理想的な市場経済においては、本来起こりえないことだ。需要が高ければ新製品供給のための投資水準は高くなるはずで、そうなれば需要は満たされ、市場のギャップは埋まる。理論上、資金と人材はうつ病の研究に投入されているはずなのに、実際は両者とも消え去ろうとしている。経済学者なら市場の失敗の一例と判断するかもしれない。業界の人間なら、古いビジネスモデルの崩壊と言いそうだ。

2010年に、わたしはこの話の一端を目の当たりにした。グラクソ・スミスクライン（GSK）で非常勤勤務をして、5年くらい経った頃だった。ある月曜日の朝、急遽組まれたテレビ会議に出て、GSKがイタリアとイギリスの精神医学研究センターを即刻閉めるという話を聞いた。500人を超える人員が余剰となり、進行中のプロジェクトはすべて停止、または小規模の会社にスピンアウトさせ、イタリアの拠点は売却されることになるという。メンタルヘルスの全分野から戦略的撤退をしようというのだ。そのような動きをする大企業はGSKだけではなかった。数週間後、アストラゼネカが同様にメンタルヘルス分野の研究開発予算を大幅に削減すると発表した。こうした決定における財務上の論理や、そのモデルが崩壊した理由をつかむのはそうとだ。

難しいことではない。[84] 難しかった（今でも難しい）のは、次に何をすべきかを知ることだ。

崩壊した抗うつ薬開発のビジネスモデルは、仕事のやり方として業界中の慣例となっていた。プロザックが切り開いた道に従って、およそ1990年から2010年にかけて続いたものだ。それは、セロトニンやノルアドレナリンやドーパミンや関連する分子など、脳における創薬ターゲットからスタートした。何千もの候補薬が研究室でロボットによってスクリーニングされ、試験管の中でターゲットと結びついてその作用を変えるかどうか、その生化学的な可能性が探られた。最初の数千の中からいくつかの候補薬がまず選択されると、それらは動物で試される。主な目的は安全性の調査だが、早々と効果が出ることも期待された。

マウスの尾を固定してぶら下げると、中空に逆さに吊されることになるので、マウスは自由になろうとして、あるいは自分の頭の向きを変えようとしてしばらく暴れている。やがて、暴れるのをやめ、おとなしく吊り下げられた状態になる。この手順は尾懸垂テストとして知られ、何十年もの間、うつ病の動物モデルとして広く使われていたが、それに限界があることは当時も今も明らかだ［無動時間が長いほど「うつ様行動が多い」とされる］。限界があることの第一に挙げられる理由は、初期の抗うつ薬の多くには鎮静の副作用があったことだ。そのせいで薬を投与された尾懸垂テストのマウスはあまり暴れなくなり、そして後に出る新しい抗うつ薬にもそうした作用があるべきだということになった。尾懸垂テストの前や後でマウスがうつ状態だったという説得力のある証明は、まったくなかった。だから、業界は厳密には新たな抗うつ薬を見つけるためにマウスを使っていたわけではなく、古い抗うつ薬の副作用の特徴と一致する新薬を見つけるためにマウスを使っていたことになる。人間のうつ病の動物モデルとして逆さ吊りのマウスがあまりよくないのは、デカルト派でなくともわかる。

化学スクリーニングと動物実験という前臨床研究をくぐり抜けた、最も有望な候補薬が人間で試験された。臨床試験のフェーズ1は、薬の安全性と最大耐量の確認のために健康な被験者に対して行われた。次のフェーズ2という重要な段階は、うつ病患者に対する初めての臨床試験だ。動物実験の方法と同じく、フェーズ2は従来の型通りの手順にそのまま従うよう設計されていることが多かった。数百人のＭＤＤの患者を募り、通常、プラセボと新薬の割合が半々になるよう患者を無作為に分けて投与し、2、3カ月間、試験が行われた。治療の始まりと終わりに、患者は精神科医と面談するか、自分の抑うつ症状について自己評価質問票に記入した。プラセボを投与された患者よりも新薬を投与された患者の症状が大きく改善した場合は、試験は成功とみなされ、臨床試験は最終段階のフェーズ3に進んだ。フェーズ3は本質的にフェーズ2と同じ実験計画に従うが、さらに規模が大きくなり、一般に患者数は総勢数百人ではなく数千人という研究になる。フェーズ3の終了時にプラセボ対照試験で薬の効果が統計的に有意であれば、そのデータは販売認可を得るために政府機関に提出される。

投資水準はフェーズ1の100万ドルからフェーズ2の1000万ドル、さらにフェーズ3の1億ドルへと、おおむね1桁単位で増えていった。ある分子を精神医療の市場に出すまでの総費用は、2010年でおよそ8億5000万ドルと推定されていた。とはいえ、ほとんどの薬はどこかの時点で消える。成功率は10パーセント未満だ。成功した薬自体の開発コストだけでなく、不成功だった候補薬の回収不能コストをも埋め合わせるつもりなら、すべての行程をくぐり抜けた、そのわずかな薬が巨額の金を生まねばならない。唯一のハッピーエンドとは、できる限り多くのうつ病患者に処方され、年間数十億ドルを稼げる、ブロックバスターと呼ばれる大ヒット商品ができることだった。

振り返れば、こうしたビジネスモデルが結局、崩壊したのもうなずける。さらに驚くべきは、それが崩壊しなかった時代がかつてあったことだ。今となっては、何もかも、科学的に筋が通らない。ターゲットの選択と動物実験は、製品ラインの拡大を優先して決められることが多かった。つまり、先に成功した薬にできるだけ近い「2匹目のドジョウ」が優先されたのだ。あからさまに言えば、業界は革新的な創薬のための別のターゲットを探し当てることなく、セロトニンやドーパミンやその関連のターゲットにずっとかかりっきりになっていたのだ。臨床試験やマーケティングには「これ1つですべてOK」的な手法が広く取られていた。つまり、1つの抗うつ薬が、うつ病すべてに同じように効くとされていたのだ。薬物のような物理的要因が、うつ病のような精神状態にどんな影響を与えるかを理解しようという取り組みはあまりなかった。古い形式の臨床試験では、バイオマーカーや遺伝子の配列や、脳スキャン画像が調べられることはなかった。公平を期すために言えば、1990年代から2000年代の初めにかけては、こうしたバイオメディカル技術がすべて利用できるとは限らなかったのだ。そして、もし当時使えれば非常に有益だったであろういくつかの技術、たとえばセロトニン濃度を見るための脳スキャンなどは、いまだに不可能なのだ。とはいえ、業界の臨床試験に生物学的なデータが欠けていたせいで、薬がどう作用するか、どういう患者に最も効くかということは深く理解されなかった。それは、わたしがのちにモーズレイ病院で、モリエールの戯曲さながらのあの瞬間に気づいたことだ。デカルト的世界では、ブロックバスターのビジネスモデルが、抗うつ薬の哲学的または茶番劇風の矛盾によって悩まされることはあまりなかった。もし、尾懸垂テストからフェーズ3の前向きなデータまで一気に進むような開発計画があれば、ありえないような成功ゆえに、その計画は正当化されただろう。それ以上、何を望む？　だが、市場がこの「くじ引き」における初期の勝者でいっぱいになり、商業的成功が「2匹目のドジョウを狙う者」にとっていよいよつかみにくくなってくると、不十分なのはそのビジネスモデル自体だということが判明した。失敗の理由はわからなかった。成功の見通しもない。そのモデルは科学的に疲弊し、商業的にはつぶれた。その大部分は市場の失敗のせいではなかった。活力を失い、市場の力から逃れられなかったビジネスモデルの、避けられない宿命だったのだ。１５０年前に、体液の不均衡を治すという触れ込みで繁盛していた薬草療法と、同じ宿命をたどったのである。

経済学者らは、創造的破壊――新しい優良な商売が栄える創造的な市場空間によって古い商売が消えること――について話したがる。新たなライバルによって古い商売が途絶えることもあるかもしれないし、古い商売が他の理由で崩壊し、その後、競争力のある商売が市場に現れることもあるかもしれない。２０１０年に抗うつ薬開発の古いビジネスモデルが崩壊したのは、新たなビジネスモデルがその座を奪おうとしたからではなかった。単に古いビジネスモデルが続かなくなったからだ。投資に対する十分な見返りもなく、巨額の開発費用を正当化するような十分な治療法の革新もなかった。古いモデルは、新しいモデルが準備される前に崩壊した。古いモデル崩壊後、新しいモデルが誕生するのは6カ月以内か、6年以内か、60年以内なのか、それがわかる経済法則などない。崩壊したばかりのビジネス分野に1つの企業やセクターが再投資を始めるのにかかる時間は、いくらあっても足りないくらいだ。経済的崩壊は必要かもしれないが、それが必ずしもすぐに創造につながるとは限らない。

あの月曜の午後のテレビ会議から数週間後、わたしはGSKの上司に、うつ病や精神医学に会社が再投資するつもりはあるかどうか尋ねた。「絶対ないとは言わない。だが、また元に戻ろうとしても」と、彼はまるでわれわれの「戻るところ」がチェルノブイリであるかのように深刻に言った。「まったく違ったやり方をせざるを得ないだろう。いったん立ち止まって少し待ってから、振り出しに戻って前とそっくり同じことを始めるつもりはない。だから、古い形式のフェーズ2に舞い戻るために、わたしに何千万ドルもの金を要求するのはやめてほしい。そんなことがすぐに起こることはないからだ。まず、君に報告してもらいたいのは、次に状況はどう変わるかだ」

炎症バイオマーカーと組み合わせた個別的療法へ

万能薬の話はおしまいにしよう。うつ病はどれも同じものという考えを捨てなくてはならない。がんについては、たくさんの頭を持つ1匹の怪物による病気ではなく多様な病気の集まりだと知られているが、それと同じことだ。うつ病にはさまざまな原因があると認め、万能薬の可能性は疑わねばならない。それぞれのうつ病のさまざまな根本原因を無視して、ＳＳＲＩや認知行動療法といった単一の治療が、すべての患者に最高の治療をもたらすことなどあるわけがない。

万能薬は科学的に論外だ。考えるべきは、うつ病の主たる原因群を特定する方法と、同じ原因を持つうつ病患者のグループを確定する方法だ。同じ原因を持っていれば、彼らは同じ特定の治療から特に良い効果を得られるだろう。このやり方は患者の視点からすると明らかに優れている。あまり効果がなさそうな治療を患者に受けさせるリスクが減るからだ。このように科学としての神経免疫学を抗うつ治療に当てはめてみると、うつ病の原因である炎症のメカニズムに的を絞った治療は一部の患者を対象に設計する必要があるだろう。必ずしもうつ病患者全体を対象とするものではない。予測されるのは、抗炎症薬は炎症性のうつ病患者に良く効く可能性があるということだ。炎症は起こしていないが抑うつ症状を呈する患者には、既存の抗うつ治療が最も効きそうだし、あるいは、今後、開発されるであろう免疫とは無関係の新たな治療が高い効果をもたらすだろう。

プロザックやその同類は2つの意味でブロックバスターだった。圧倒的な商業的成功と事実上、無制限の認可だ。それらはまるで万能薬のように使われ、うつ病（およびその他の多くの疾患）のあらゆる治療に「これ1つで何でもOK」とばかりに提供された。おそらく抗うつ薬の次の世代は、特定の原因でうつ病を患う患者に優れた治療効果を示す、個別的な製品になるだろう。新たな抗うつ薬の開発と販売には、いわゆるコンパニオン診断［医薬品の効果や副作用を投薬前に予測するために行う治療前検査］

と組み合わされる可能性が高い。この診断には、新薬と関連しての使用が認可されたバイオマーカーが用いられるだろう。簡単な臨床診断法――血液検査など――が、どのうつ病患者が最も新薬の恩恵を受けられそうか、予測するのに使われるだろう。このようなニッチバスター製品は、プロザックのような旧式のブロックバスター抗うつ薬と同程度に、商業的に成功できるのだろうか？

それは誰にもわからない。だが、商業的見地からすると、潜在市場を重視すべきなのは明らかだ。良く効くが、その効果は炎症に関連する一部のうつ病患者しか得られないという薬の市場規模は、果たしてどれくらいのものか？　それは、炎症性の患者とそうでない患者を分けるための基準による。また、ＭＤＤという従来の精神医学的診断による精神疾患としてのうつ病のみに注目するか、それとも身体的疾患のあったミセスＰのようなうつ病の併存も視野に入れるかにもよる。大体の目安として、事実から考えよう。２０１２年において、世界人口のおよそ5パーセントにあたる約３億５０００万人が、ＭＤＤの症状を持つとされている。この中で何人が血液検査で炎症なしとされるだろうか？　バイオマーカーとしてＣＲＰを採用すれば3ミリグラム／Lが炎症の基準値であり、するとＭＤＤの3分の１ほどが新たな抗炎症薬で治療されるべき患者と予測していいだろう。数にして１億人以上になる。世界中に膨大な数のうつ病患者がいることについて良かったことなどほとんどないが、その数少ない１つがこれだ。この多くの人々が創り出す商業的な機会により、個別化された製品がバイオマーカーで定義されるニッチ市場に売られるのであっても、「規模の経済」が見込める経済スケールとなることだ。

炎症性のうつ病に効く新薬を開発するということは、血液検査法を確立することも意味するだろう。うつ病患者らがその治療に合うかどうかを判定するのに使われる血液検査法だ。この検査に従い、炎症性バイオマーカーによって治療に反応する（または反応しない）と予測された患者のグループに、薬を試すことになる。新たな抗うつ薬として求められる認可の基準に厳密に沿うには、かなりの時間と資金が必要だろう。一番うまくいった場合で、ミセスPのようにうつ病が併存する患者の手に新たな抗炎症薬が届くまでには、今から5年ほどかかると思う。MDDの患者の一部が利用できるまでには、5年から10年くらいかかるだろう。ずいぶん長いと思えるかもしれない。それでも、業界の実際的な見通しからすれば、これがうまくいく確率はやはり50パーセントに満たない。思い出してほしい。医薬品開発計画、特に抗うつ薬の開発計画のほとんどは失敗しており、前向きな結果が出る臨床試験の割合はひどく少ないこともある。もし現段階で製薬会社やバイオテクノロジー会社に聞いて回ったら、抗炎症薬が抗うつ薬の新種としてすべての行程を突破できる可能性は20パーセントというのが、全体的な印象だろう。今後数年で、新たな臨床試験で前向きな結果が出れば、その20

パーセントという成功見通しは劇的に上がるだろう。しかし、精神医学の歴史には多くのぬか喜びがあった。免疫学による抗うつ治療への最近の楽観的な期待も、やはりぬか喜びだと判明しかねない。よく言われるように、リスクは常に存在するのだ。説得力のある有望な臨床試験データが出ない限り、その状況は続く――そして、そんなデータはまだ出ていないのだ。

業界を臨床試験に向けて後押しするのは、たくさんの抗炎症薬の存在だ。それらは、すでに他の疾患のために開発や認可がされており、炎症性のうつ病治療に役立つ可能性がある。業界用語でドラッグリパーパシングと呼ばれる方法だ。[85] 原理上は、一から、つまりフェーズ1の安全性研究以前の動物モデル試験で行う生化学的スクリーニングから、新たな抗炎症薬を開発するコストを負担することなく、うつ病の免疫メカニズムの領域に的を絞ることができる。いきなりフェーズ2に行けるので、ドラッグリパーパシングは費用も時間も節約できる。さらに、人間の免疫系で安全にターゲットを叩くとすでに知られている薬が、うつ病患者に有効かどうかを確かめることにそんなにリスクはない。

古いビジネスモデルの崩壊の影響は今もうつ病関連にまとわりつき、計画通りに行かなかった巨額の投資の件はまだ生々しく記憶に残っているが、ドラッグリパーパシングは業界を再びその時点に立ち戻るよう促すだろう。うまくいけば、何百もの抗炎症薬のドラッグリパーパシングから革新の波が起こるかもしれない。それらは既存の抗炎症薬だが、精神疾患に関係するとはずっとみなされてこなかったのだ。そして、最高にうまくいけば、比較的すみやかに、たとえば5年から10年でその波が起こるかもしれない。新たなターゲットから新薬を得るまでには通常、20年かかるものだ。たとえば、セロトニンは１９７０年頃に注目されたが、新薬プロザックの登場は１９９０年頃だったのだ。

さらに励みになるのは、どの患者が抗炎症薬に反応しそうか、その予測に使えそうなバイオマーカーは無数にあるということだ。わたしはこれまでＣＲＰについてたくさん述べてきたが、それは炎症性のうつ病にとってＣＲＰが唯一、最高のバイオマーカーだからではない。単に、ＣＲＰは長きにわたって医療に使われ、１９９０年代の最初の免疫精神医学の研究ですぐに利用され、それ以来、目立たぬ領域の誘導灯として機能しているからだ。だが、他にももっといいバイオマーカーをわたしは期待する。血中のＣＲＰやサイトカイン濃度よりも、患者のグループによる違いをもっとはっきり示す検査や、新薬の作用のメカニズムときっちり結びつくような検査があるはずだ。現代の免疫学は、末梢免疫系の分析において途方もなく広範囲の技術を誇っており、その多くはうつ病研究に利用され始めたところだ。ＣＲＰがうつ病の最初の有益な免疫バイオマーカーであることは、すでにわかっている。だがそれは決して、最初で最後のバイオマーカーでも、万能のバイオマーカーでもない。

新しい視点で過去の臨床試験データを見ることも、ある程度は励みになる。この10年で、リウマチ性関節炎の治療のための抗TNF（腫瘍壊死因子）抗体を筆頭に、多数の抗サイトカイン抗体が多様な炎症性疾患の臨床試験に使われている。お察しの通り、現在までに公表された抗サイトカイン抗体の臨床試験はすべて、患者の身体的健康への薬効を測ることを優先する実験計画や実験プロトコルに従っている。たとえば、リウマチ性関節炎の新たな抗体についての研究では、たいてい関節の腫れという身体的所見が主要評価項目であり、それが臨床試験の成否や薬効を評価する主要基準だった。こうした身体的疾患の臨床試験では、精神的健康は完全に無視されてきたというわけでもない。おおざっぱではあるが副次的評価項目として、精神面について患者に1から4段階で答えてもらう、単純な質問票が用いられることもよくある。「どのくらい憂うつですか？　どのくらい元気ですか？」といったものだ。だから、その研究を（関節の腫れではなく）うつ病の薬効試験であるかのように、再分析することは可能だ。その副次的評価項目や精神面のスコアを、研究の主たる結果であるかのように扱うのである。その結果は一見するところでは素晴らしいものだ。最近、リウマチ性関節炎、乾癬、喘息などの多様な疾患の患者が何万人も受けた、多数のプラセボ対照試験での精神的健康面のデータが再分析された[86-88]。それによれば、試験に用いられた抗炎症薬は抗うつ薬として、平均約0・4の効果量を示したという。これはどの程度のものなのだろうか？　0・4というのはそれほど大きな数字には見えないが、念頭に置いてほしいのは、同じ尺度でのSSRIの平均効果量はわずか0・2ということだ。一見したところ、新たな抗炎症薬は既存の標準的な抗うつ薬と比べて、抑うつ症状の治療に2倍の効果があるようだ。

だが、そこには落とし穴がある。あの古いデカルト派の落とし穴と同じだが、別バージョンだ。これまでに行われた臨床試験では、うつ病への薬効が測定され始めたのは治療が始まってから2、3カ月後のことだった。それまでに、多くの患者は身体面で大きく改善していた。関節炎の患者は関節の痛みも弱まり、X線写真での所見も良くなっていた。乾癬の患者は顔や肘の赤く腫れた斑が小さく、少なくなった。デカルト派なら即刻、こう指摘するだろう。もし、あなたが不治の病にかかっていてそれを治すという新薬を試したら、そりゃ、憂うつも吹き飛ぶでしょうよ、と。抗サイトカイン治療の抗うつ作用は表面に現れているが、かなり差し引かれて受け取られている。上記のような推察によって、炎症性疾患による精神的症状に対しては、医学はまだ無関心なままだからだ。

さて、因果関係の問題に戻ろう。身体面が改善されたから心が反応したのではなく、抗炎症薬が直接、精神面を改善できることを示すには、精神面への効果が身体面への効果に先立つ必要がある。原因究明中のレミケード・ハイ——多くの患者が抗TNF抗体の最初の投与後すぐに気分が高揚した現象——が示すのは、抗炎症薬はそうした急速な抗うつ作用を起こすということだ。もちろん、医師にとっても患者にとってもすぐに効く抗うつ薬が手に入るのは助かる。SSRIなら、通常、効果を発揮するまでには2週間から6週間かかるのだ。

抗炎症薬の抗うつ作用をあえて試すようなプラセボ対照試験は、ごくわずかしか行われていないので、その結果は決定的なものではない。抗サイトカイン抗体について報告した研究が1つだけある。[89] 従来の抗うつ薬によく反応せず、治療効果が出ないうつ病の60人の患者が無作為に、抗TNF抗体もしくはプラセボを投与されるグループに分けられた。8週間後、抗TNF抗体の治療を受けた患者のグループは、つらい抑うつ症状がかなり改善したと報告した。しかし、プラセボを投与された患者もまた同様だったのだ。平均すると、両者に有意差はなかった。そういう意味では、臨床試験の結果は、思わしくなかったのだ。

だが、そのデータをさらに掘り下げた研究者らは、すべての患者が同じように治療に反応しているわけではないことを知った。臨床検査開始前のベースライン時にCRP値が高かった患者はCRP値が低かった患者よりも、治療に対してよりはっきりした抗うつ反応を示していたのだ。言い換えれば、抗炎症薬は万能薬ではなかったといれる。

うことだ。抗炎症薬は炎症を起こしていないうつ病患者よりも、炎症を起こしているうつ病患者により効くように見えた。そういう意味では、この試験は前向きに捉えられる。

そこから見える将来像とは、うつ病に対する抗炎症薬の臨床試験では常に炎症性バイオマーカーが前もって、治療効果が得られそうなうつ病患者を特定するという状況だ。どんな医薬品開発にもリスクはつきものだが、近い将来、この新たな抗うつ薬の臨床試験の形態には多額の投資がなされるとわたしは思う。今後数年の、この分野に乞うご期待だ。

しかし、炎症性のうつ病の非薬物治療についてはどうだろう？　ストレス、炎症、うつ病というあの悪循環を薬物以外で断ち切る方法はあるのだろうか？

炎症反射の最近の発見から、迷走神経が脾臓のマクロファージによるサイトカイン放出を制御していることはわかっている。また、体に埋め込まれた電気装置に刺激された迷走神経が、炎症を劇的に抑え、リウマチ性関節炎の症状を改善することも知られている。あまり広く知られていないのは、迷走神経刺激療法はイギリスでは２００５年からうつ病治療に認可されているということだ。

首から下へと走る迷走神経の近くに、刺激電極を埋め込んでいるうつ病患者は多い。皮下の制御装置によって、患者が迷走神経刺激のタイミングと継続時間を調節できるのだ。この方法が認可されているのは、安全で、どうやら効果があるようだからだ。効果はあるようだが、ほとんどの研究ではプラセボ効果を見る対照実験はされていない。だから、その付加価値は不確かだ。それに、たとえ効き目があるとしても、その作用のしくみはまだ明らかではないのだ[90]。確かな実験データの裏づけはないが、従来の説明はこうだ。装置からの電気刺激は迷走神経を伝って脳幹に届き、そこでセロトニンやノルアドレナリンを作る細胞を活性化する。それによって、脳の他の領域へのセロトニンシグナル伝達が増大する。つまり、迷走神経刺激は電気仕掛けのＳＳＲＩだと考えられてきたのだ。いや、その働きは、むしろ電気仕掛けの抗サイトカイン抗体に似ているのではないだろうか？　もしかすると、脳に向かう迷走神経ではなく脾臓に向かう迷走神経が伝える電気刺激によって、抗うつ効果が得られるのかもしれない。それは、脳のセロトニンの増加ではなく、体の炎症性サイトカインの減少で説明できるのではないか。今のところはわからないが。

もし、迷走神経刺激が抗炎症作用を通じてうつ病に効果を現すなら、刺激装置の埋め込みという高額な外科手術がうまくいきそうなのはどの患者かを、血液バイオマーカーで予測するという新たな道が開けるだろう。そうなれば、刺激装置を埋め込んで迷走神経に電気刺激を送るといった侵襲的な方法より、もっとスマートな方法を開発する研究が進むかもしれない。バイオエレクトロニクス技術——生体内作用の電気モニター装置や刺激装置——は急速に発達しているが、まだ、うつ病の新たな治療法には向かっていない。だが、やがて状況は変わるだろうし、うつ病を起こす炎症シグナルを電気によって抑えるような、新世代のバイオエレクトロニクス装置が今後10年ほどで登場するかもしれない。[91]

また、ストレス関連の炎症についての最近の発見により、スピーチや虐待といった社会的、心理的ショックが体の炎症を増大させうることも知られている。そう聞くと、患者がストレス管理の技術を磨けるような、心理療法や瞑想といったものに抗炎症作用があると思われるかもしれない。確かに、そういった証拠もある。マインドフルネスの訓練は年配者の孤独感を和らげ、白血球の炎症性遺伝子発現も抑制する。[92]瞑想や太極拳などの心身リラクゼーション療法の免疫学的効果について、最近、さまざまな研究結果が複合解析されたが、それによれば、そうした療法は感染に反応するマクロファージの活性化に関わる遺伝子発現を抑えるという。[93]どうやら精神の訓練によって、体の炎症反応はコントロールできるようだ。それは、心理療法がうつ病に効果を及ぼすメカニズムの1つかもしれない。

瞑想やその他のストレス管理技術はすでに広まり、ほどほどの効果を上げているので、こんな神経免疫学的な説明がうつ病への心理療法を変えるとは言えないかもしれない。だが、炎症マーカーがバイオフィードバックの一種として使われれば、人々が瞑想を行ったりストレス管理技術を磨いたりする際に、体の炎症が次第にどう制御されるのかという情報が得られる見込みはあるだろう。それは、サイトカインが導く心理療法と言えるかもしれない。わたしの知る限りでは、そういうことはまだ起こっていない。だが、ポスト・デカルトの世界では、心理療法の効果が精神に限定される根本的理由はないし、マクロファージに対する瞑想の効果を測るなんて意味がわからないと言われる筋合いもない。

アルツハイマー病にも免疫療法開発の可能性が

認知症（dementia）という響きは、メランコリアや炎症と同じくらい古いもののように聞こえるが、18世紀になって初めて考え出された言葉で、2つのラテン語をくっつけて「心を失う」という意味を持たせた新語である。神経科学者の最初の世代が、認知症は寄る年波（*anno domini*）のせいではなく脳の病気によるものと気づいたのは、19世紀の終わり頃だ。19世紀末の科学者アロイス・アルツハイマーは今ではフロイトと同様に名を馳せており、同時代に活躍した師であるエミール・クレペリンよりもずっと有名だが、存命中はそれほど傑出していたわけではなかった。彼が世間に名を知られるようになったのは、ある1つの症例による。フランクフルトの近くの精神病院の患者でアウグステ・データーという50代の女性は、まだ高齢でもないのに急速に進行する認知症にかかっていた[94]。彼女が56歳で死亡した後、アルツハイマーはその脳を、クレペリンが創設したばかりのミュンヘンのマックス・プランク精神医学研究所に送るよう手配した。その解剖学研究室に、アルツハイマーはちょうど招聘されたところだったのだ。アルツハイマーはその脳の一部を顕微鏡で見て、神経細胞の中や周辺に異常な線維やしみの集まりがあるのに気づいた。現在、老人斑や神経原線維変化と呼ばれているものだ。アルツハイマーはこれらについて実にありありと描写しているが、同僚らはすぐには心を動かされなかった。

伝えられるところでは、1907年の精神医学会でアルツハイマーはこの発見について1番目に発表したが、そのすぐ後に強迫的な自慰行為の症例に関する待望の発表が続き、アルツハイマーに対して聴衆から質問が出ることはなかった。わたしは以前に、公衆の面前で質問されるのはストレスが増すと言った。確かにそうではあるが、科学者にとっては発表の後にまったく質問がないというのも不面目なものだ。それは暗に、君の話はおもしろくないから疑う気にもなれない、と言われているようなものだ。もし、クレペリンがいなかったら、データー夫人の脳の老人斑と神経原線維変化は歴史の表舞台から姿を消していたかもしれない。クレペリンはその症例を心に留め、1910年に精神医学について書いた教科書の第8版に、世界初のアルツハイマー病の症例としてデーター夫人の話を改めて紹介したのだ。

クレペリンは、アルツハイマー病をデーター夫人のようなひと握りの若年層に起こる、認知症のまれな原因とみなし、一般的な老人の認知症の原因ではないと考えた。認知症は一般的に脳への血液供給の減少に起因すると、彼は考えていた。1980年代にわたしたちがパーツの医学生だった頃もまだ、おおむねそのように教えられていた。それをわたしたちは声をひそめて「よぼよぼ病」と呼んでいた。アルツハイマー病という名前がよく知られるようになったのは、ロナルド・レーガン元大統領が1994年に自らの病気を公表してからで、ここ25年ほどの間にすぎない。現代の高齢化社会における認知症の大部分は、脳に老人斑と神経原線維変化が蓄積される、このアルツハイマー病によるものだとわかっている。

アロイス・アルツハイマーには、その斑と線維が何なのかまったくわからなかった。彼はただ、「異常な物質」とだけ表現している。以来、わかってきたのは、それが異常に大量で異常に不溶性のタンパク質（タウとアミロイド）によって形成されていることだ。歳を取るにつれて、わたしたちの脳には、タンパク質の折り畳みの誤り（ミスフォールディング）や凝集による斑や線維がある程度は形成される。だが、全員が「アルツハイマー病になる」わけではない。なぜ、斑や線維が引き起こす進行性の認知症になる人とならない人がいるのかはわからないが、あるもっともらしい説明は免疫系に鍵を持つ。タウとアミロイドはヒトのタンパク質だが、正常なヒトタンパク質ではない。免疫系という視点で見ると、それらは抗原性の非自己の異質タンパク質なのだ。お察しの通り、それらは炎症反応のきっかけになる。脳のロボコップであるミクログリアはアミロイド斑のまわりに群がり、その中に含まれる「妙に難攻不落の」タンパク質を攻撃し、食べ、消化しようとする。これもおわかりだろうが、斑に反応するミクログリアの活性化は巻き添え被害を引き起こす。脳の炎症という有毒作用によって神経細胞は損傷したり死んだりする。むしろ、当初の斑だの線維だのといった問題よりも、その二次的なミクログリアの炎症反応のほうが神経細胞を死滅させる強力な原因になり、記憶やその他の認知機能の喪失をどんどん進行させるようだ。

もし、認知症であることが、斑や線維自体によってだけでなく、アルツハイマー病の「異常な物質」に対する免疫反応によっても確定されるなら、抗炎症治療にはアルツハイマー病の進行を緩める、あるいは止める効果があるはずだ。この予測を裏づける証拠はあるが、数例に留まっている。[95]

ミセスPのように関節炎や他の体の免疫疾患の症状を抑えるために日頃から抗炎症薬を服用している患者は、アルツハイマー病にかかる率が有意に低くなっている。[96] 逆に、身体的な感染や炎症を治療していないと、アルツハイマー病のリスクが高まり、認知症の進行が早まることがわかっている。[58] たとえば、歯周炎のような慢性感染症に対処するマクロファージが血液循環に炎症性サイトカインを送り込むと、それは血液脳関門（ＢＢＢ）を越えてミクログリアを活性化させるかもしれない。そうなると、ミクログリアはアミロイド斑に攻撃的に反応し、神経細胞への巻き添え被害が増大する可能性がある。だから、たとえ短期的に落ち込まされても、わたしは歯医者に通い続けるのだ。歯と歯茎の炎症を鎮めるために無理なくできるこの方策は、長期的には年老いていく脳のためになるだろうとわたしは思っている。

しかし、アルツハイマー病のための抗炎症薬の臨床試験では、まだ文句なしの勝者は出ていない。試験の失敗については相変わらず、その理由を巡って意見の食い違いが見られる。試験された薬がすべて、十分に高用量で投与されたり、ＢＢＢを越えて脳に到達できたりしたとは考えられない。徹底して、ミクログリアの働きがすべて悪いわけではないという重要な反論をしている科学者もいる。何と言っても、ミクログリアは真面目に働こうとしているのだから。ミクログリアは、年老いた脳から斑を排除しようとしているのだ。顕微鏡で観察すると、アミロイドタンパク質で腹いっぱいになったミクログリアが、何とかそれを消化しようと頑張っているのが見えることがある。治療的には、ミクログリアを止めるのではなく、その真面目な仕事ぶりを支援するのが理にかなう場合がある。それが抗アミロイド抗体を開発する論理的根拠だ。抗アミロイド抗体は、ミクログリアが容易に老人斑を識別して壊すことができるようにするもので、患者の脳に到達して老人斑と結びつく。また、それはアルツハイマー病ワクチンを開発する論理的根拠でもある。そのワクチンはアミロイドの断片を健康な人に接種して抗体の産生を促し、のちにアミロイド斑の形成が始まった頃に、その斑を相手にするミクログリアをその抗体で助けようというものだ。しかし現在にいたるまで、「良い」ミクログリアを助けるように作られた抗体やワクチンのどれにも、「悪い」ミクログリアを抑制するよう作られた抗炎症薬をしのぐ効果はない。

個人的には、アルツハイマー病治療の進展がない根本原因は、うつ病治療の進展がない根本原因と同じではないかと思う。それはブロックバスターの呪いだ。アルツハイマー病はもともと1つの症例を記述したもので、80年ほどの間はきわめてまれな症例とみなされていたが、残念ながら、よくある症例だということが判明した。アルツハイマー病は今では、特に急速に高齢化が進む富裕国では、公衆衛生においても経済においても大問題とみなされている。貧困国の平均余命が改善され、より多くの人が60歳以降も生存するようになったので、アルツハイマー病の発生とその影響は途上国で増大するだろう。これは世界規模の疾患だ。そして、うつ病、肥満、高血圧、糖尿病、アテローム性動脈硬化症などと同じように、世界規模の疾患にはさまざまな原因がある。アルツハイマー病も例外ではない。アルツハイマー病の遺伝子は1つではない。これまでも、そして、これからもそうだ。アルツハイマー病のリスクを高める遺伝子は数多くあり、それぞれは大した影響力は持たないが、集団になると脳の広範な生化学的経路にわたって作用する。何十年もかけて認知能力低下の長いプロセスをたどる、進行性認知症の臨床症候群は、必ずしもすべて同じ生物学的メカニズムで進むわけではない。

もう一度言うが、これを単一のものとして考えてはいけない。万能薬を探そうとしてはいけないのだ。最も反応しそうな患者を、正確に治療のターゲットにするべきだ。そういう意味では、アルツハイマー病の免疫療法開発のための戦略は、炎症によって起こるうつ病のためのハイレベルな戦略とまったく同じだ。臨床試験では治療に最もよく反応しそうな患者グループと最も反応しなさそうな患者グループを分けるために、バイオマーカーを使うべきだ。アルツハイマー病の患者の遺伝子分析から、抗炎症薬への反応予測のための有望なバイオマーカーが開発できるかもしれない。たとえば、最近、アルツハイマー病のリスクを高めることが判明した、*TREM2*という遺伝子は、脳内のミクログリアの活性化の制御に重要なのだ[97]。*TREM2*に危険な変異がある患者の認知症は、ミクログリアによる炎症の異常状態によって引き起こされたり、促進されたりする。この*TREM2*の変異がある患者グループ、あるいは明らかに炎症のリスク因子を持つアルツハイマー病患者には、抗炎症治療が効く可能性が高いと考えられる。

アルツハイマー病の側面は1つだけではないし、脳の自然免疫系には少なくとも2

つの側面がある。陰と陽、防御と自己破壊だ。これはもう、昔のブロックバスターの守備範囲ではない。治療的に、「これ1つですべてOK」というわけには決していかない。だが、今後5年から10年で、アルツハイマー病には個別的な免疫療法が開発される見込みが感じられる。

統合失調症にも免疫が関係しているか

1999年、わたしはケンブリッジ大学の新任の精神科専門医として、精神病の初発症状を呈している患者の診療にあたる医師、看護師、臨床心理士のチームの一員になっていた。患者には、現実にはない声が聞こえたり、物が見えたりする幻覚症状および（または）、事実ではないことを信じる妄想があった。幻覚と妄想は古代から、精神病――または狂気――の診断の目安だった。

患者のほとんどが10代後半から20代前半の、精神病にかかったばかりの若者で、わたしたちは発病の原因やその対処法に取り組もうとしていた。患者は1人1人まったく違っていた。家族もそれぞれに違っていた。ケンブリッジ大学の生真面目な学生もいれば、児童養護施設出身者もいたし、少年院で過ごしていた患者もいた。彼らの症状には、不安や抑うつや、ときには躁病的な高揚状態などが、さまざまな割合で入り混じっていた。精神病の症状が出るタイミングが、パーティーで大量の大麻を吸った後や、住居から立ち退かされて路上生活が始まったときなど、因果関係を疑われる事件と関連していることもあった。精神病は前触れなく突然始まることもあるし、あるいは徐々に表面化していつ発病したのかを言い当てることが難しいこともある。標準的な治療がうまくいく場合もあるが、そうでない場合もある。全体として言えるのは、たいていの患者は、薬での治療と少なくとも同じくらいには、われわれチームとともに支援してくれる人との触れ合いに助けられる。だが、誰しもある暗い疑問を常に心に抱いている。「自分は頭がおかしくなっていくのか？」「娘は気が変になっていくのか？」「これはただの始まりの初期症状で、これから、残りの人生を破滅させるどうしようもない狂気へとどこまでも向かっていくのか？」。誰もが恐れる診断で、誰もが使いたがらない言葉、それが統合失調症（schizophrenia）だ。

この言葉は誤用され、広く誤解されてきた。これもまた、ギリシア語からの造語で精神の分裂という意味だが、精神病はすべて心の問題とするフロイトの初期の支持者らによって20世紀初頭に創り出された言葉だ。現在、統合失調症やその患者について不用意によく言われるのは、多重人格であるとか、精神的葛藤を抱えるとか、ろくに決断できないとか、危険だとか、果ては政治的闘争をしがちだとかいうことだ。だが、精神医学上の統合失調症の意味とは、エミール・クレペリンの見解にかなり近い。クレペリンは初めて、患者やその両親が最も恐れる病気のたどる道筋を記述した。クレペリンはフロイトやラモン・イ・カハールやパラケルススやデカルトのような、孤高の天才ではない。彼はまとめ役であり、組織の設立者であり、管理者で事典編集者だった。ユダヤ系の人々から資金を集め、精神医学研究所をミュンヘンに設立した。それは、重篤な精神疾患の治療と神経科学とを近づける初の施設だった。クレペリンはドイツ語圏の精神医学や脳科学の分野の重要人物とともに働き、またそういう人物を数多く育てた。クレペリンの同僚や弟子たちが活躍した20世紀前半は多くの意味で黄金時代となった。最も影響力のあった業績は概論的な教科書[98]で、1883年から改訂を重ねて出版された。

クレペリンは、あるシンプルな考え方を裏づける膨大な量の臨床観察をまとめた。それは、精神病とは、躁うつ病か早発性痴呆症という2つの基礎疾患の経過のうち1つが現れたものという考え方だ。この2つの疾患の決定的な違いとは、病状の経過だ。躁うつ病患者は理性を失うほど極端な気分変動を起こすが、その中間地点に戻って落ち着くと予想される。短期的には変動の激しい経過をたどるが、長期的には穏やかだ。一方、早発性痴呆症はクレペリンの本によれば、容赦なく進行する。クレペリンはこれを「若年で起こる知的障害の特徴的な単一の状態が亜急性に発現する」としている。若い人が認知症になり、次第に能力が低下して自立できなくなり、何年も大きな精神病院の病室で過ごす運命をたどる。

誰も、クレペリンでさえ、精神病がそんなに単純にきっぱりと二分できるとは確信できなかったが、この公式は現在もDSMという精神医学の診断制度に組み込まれている。だが名称は変更されている。躁うつ病は現在では双極性障害となっている。早発性痴呆症は、患者の家族が絶対に口に出したくない、あの名前に変わった。

クレペリンは、フロイトとフロイトが巻き起こした盛んな精神分析のムーブメントを強く批判していた。クレペリンから見れば、精神病の原因、特に現在、統合失調症と呼ばれているタイプの原因は、心理的なものではなく身体的なものに違いなかった。クレペリンは生涯、デカルトの二元論で言えば同じ側に居続けた。フロイトのように神経科学の研究室から精神分析用の寝椅子へと道を変えることはなかった。クレペリンの研究所では、統合失調症患者の死後、その脳の解剖が数多く行われたが、その中にアウグステ・データーと同じようなものは見られなかった。データー夫人の脳の機能を低下させたアルツハイマー病とは違って、クレペリンが見たところ、統合失調症の脳には斑や線維といった特別に異常なものはなかったのだ。クレペリンは統合失調症には家系に伝わる傾向があると認め、遺伝性を示唆したが、どの遺伝子が関与しているかを知る手立てはなかった。社会は統合失調症や知的障害などの脳疾患の遺伝的リスクを、生殖管理という優生学的プログラムによって回避したがっているだろうと、クレペリンは述べた。彼はナチ党が権力を掌握した頃にはすでに亡くなっていたが、その思想の一部は不幸にも彼の死後も残り、今日にいたるまでその名声に傷を付けている。

クレペリンは人生の最後まで、統合失調症の原因がわからずにいた。精神ではなく身体に起因することはわかっているが、いったい身体のどこから起こるのか？　教科書の改訂に取り組みながら、彼はある考えに徐々にとりつかれるようになるが、その考えは60年後のＤＳＭの診断基準には、どういうわけか載るまでにいたらなかった。その考えとは、統合失調症は体が原因である脳の自家中毒によって引き起こされる全身疾患だというものだった。クレペリンの自家中毒説は表面的には、体が誤って自己を攻撃する自己免疫疾患のように聞こえるが、20世紀初頭では、免疫系についてはホルモン系以上に知られていなかった。クレペリンが注目したのはリンパ腺ではなく生殖腺で、脳や精神を攻撃する体の毒の源としては最も疑わしいと考えたのだ。長年の間、彼は統合失調症の治療として患者に精巣やその他の腺組織を注入する「臓器療法」に取り組んだが、成果はなかった。[99]

時間はかかったが、今では、クレペリンが少なくともある1つの大事な点では正しかったことがわかっている。統合失調症には遺伝的原因があることだ。２０００年にヒトゲノム配列が決定されたとき、他の病気と同じく統合失調症の遺伝子もすぐに発見できるだろうという、楽観的な気分が高まった。だが、決定的な結果を出すために

3万7000人の患者からDNAのデータが集まったのは、やっとここ数年のことだ。[100]現在、統合失調症のリスクを高める、およそ320の遺伝子の存在がわかっている。最も強く関与する遺伝子の1つは、免疫系と自己免疫に重要とされているヒトゲノムの一部に位置している。補体第4成分（*C4*）と呼ばれるその遺伝子は、炎症性タンパク質を生み出す。*C4* 遺伝子は人によって違い、それぞれ微妙に違う補体タンパク質を生む可能性がある。統合失調症のリスクは、炎症シグナルの増加と関連する遺伝的変異体を持つ人に有意に高まり、その同じ遺伝的変異は、マウスの神経細胞間のシナプス結合に損傷を与える。[101] 320の遺伝子の驚くべき一連の発見のおかげで、統合失調症のまさに最大の遺伝的リスクが免疫系を介してもたらされるとわかったのだ。だが、*C4* は何百というリスク遺伝子のうちの、たった1つにすぎないし、既知のすべての遺伝子の累積的影響はあまり大きくない。他にも作用する因子があるはずだ。長年かけて、統合失調症についてわかった不変の事実のうちの1つは、冬生まれの人にそのリスクが高まるということだ。[102] わたしは1990年代半ばに、この結果について疫学者らが真剣に話すのを聞いたときは、どうかしていると思った。そんなものはデータ上の一時的な変化か何かに違いない。生まれた季節が、19年から25年後の統合失調症の発症にいったいどう関わるというのだ？　それとも、いて座は縁起が悪いとでも？　当時、公の場で手を上げて、こんなとんがったコメントを述べなかったのは幸いだ。冬は感染症の危険が高いので、冬生まれの人はよりリスクが高いという有力な証拠があるのだ。母体、臨月の胎児、新生児はともに冬場に感染症にかかるリスクが高まる。そして、母体感染、胎児感染、新生児感染が統合失調症のリスク増加と関連することは、すでに発見されている。ラットとマウスを用いた実験では、母体あるいは胎児にウイルスを感染させると、神経系の発達に長期にわたって変化を起こす。ウイルスがどこまで動物の脳の発達に影響を与えるかは、そのウイルス感染に対して免疫系がどう反応するかによって決まる。だから、人間の場合も似たようなことが起こりえるのだ。ありふれたウイルス感染に反応して、免疫系を制御する遺伝子が将来の脳の発達経路を通常のルートから外し、赤ん坊の統合失調症のリスクを高めるのかもしれない[103]。

この興味深い新たな考えをもっと詳しく理解すれば、統合失調症の原因をいまだに覆い隠している恐ろしい闇を突き破る、大きな一歩が踏み出せるだろう。しかし、神経免疫学はそれ以上のことが――新たな方法で統合失調症の理解を進める以上のことが――できるのだろうか？　実際に効果のある、新しい治療法を生み出すことができるのか？　現状ではうつ病やアルツハイマー病のどちらと比べても、進歩のない状況にある。行われてきた臨床試験の件数も、研究されてきた薬剤の数も、うつ病やアルツハイマー病より少ない。とはいえ、追うべき興味深い手がかりはある。たとえば、統合失調症のように見える精神病の症状が、ある自己抗体の濃度が高い患者に現れうることがわかっている。その自己抗体は、NMDAという脳の重要な神経伝達物質受容体の1つと結合する。あらゆる自己抗体と同様、この自己抗体も患者自身のタンパク質の1つを標的とするよう、免疫系が誤って生み出したものだ。つまり味方による誤射だが、この場合は精神病においてきわめて重要な役割を果たすと知られているシナプス受容体が攻撃される。8年ほど前、ケンブリッジシャー&ピーターバラNHSファウンデーション・トラストの精神科チームにいた昔の同僚らが、自分たちが診ている患者らの抗NMDA受容体抗体を測定した。まず検査した43人の患者のうち、自己抗体濃度が高かったのは4人だった[104]。この陽性だった人のうち数人に対して免疫学的な処置を施し、血液中の自己抗体を減らすようにすると、その患者らの精神病の症状に即座に持続的な効果が見られたのだ。これは治療として行われたものではない。対照試験ですらなかった（それは現在、進行中だが）。そして、もちろん将来も万能薬にはならないだろう（抗NMDA受容体抗体を持っているのは、精神病患者のわずか5パーセントくらいだ）。だがそれは、ここ30年も治療法の進展がなかった精神医学の別の領域で、新たな免疫学的治療が発展しうる根拠として喜ばしいことだ。

で、だからどうだというのだ？　たぶん、今後5年、10年、20年で、うつ病やその他の精神障害の治療に対する斬新なアプローチに、加速度的な進展が見られるだろう。

おそらく、新しい薬は昔の薬と違って、漠然とすべてのうつ病患者に等しく作用すると仮定されるのではなく、一部の人々に特に効くことが科学的に予測されるものとなるだろう。

遺伝子バイオマーカーや炎症バイオマーカーを測定する、新たな血液検査によって、どの患者にどういった治療が最も効果的かが予測できるだろう。

将来、診療所は、うつ病患者の心身の健康についてより総合的で全体的な評価を与えるだろう。それぞれが1人の患者として、個々に治療されるようになるだろう。

新しいタイプの医師は内科と精神科とを分ける従来の線を越えて、そのどちら側でも自信を持って働けるようになるだろう。

少しずつの変化によって、アパルトヘイトやスティグマの文化も取り除かれるだろう。それらが病気の苦しみを増幅するのは、すべてを心の問題と捉えるせいだからだ。

おそらく、21世紀の最大の健康問題との戦いにわたしたちは勝ち始めるだろう。

まさに革命が起ころうとしている。テレビ中継はされないだろう。わたしは間違っているかもしれない。だが、革命はすでに始まっているとわたしは思っている。

謝辞

学術関係機関、産業界および国民医療サービス関係の多くの同僚たちに、多すぎて名前を挙げきれないが、感謝したい。うつ病について別の考え方を促し、将来の新しい治療法の開発の可能性を教えてくれたことをありがたく思っている。

特に、本書の初期バージョンを読んでくれた人たちに感謝を伝えたい。マシュー・ダンコーナ、サイモン・バロン＝コーエン、クレア・ブラフ、アメリア・ブルモア、ジェレミー・ブルモア、ポール・ヒギンズ、ピーター・ジョーンズ、ゴラム・カンデーカル、トレバー・ロビンズ、ローリンダ・ターナー、ペトラ・ヴェルテ、ジェレミー・バインに。

原稿を本にしてくれたショート・ブックス社のレベッカ・ニコルソン、アウレア・カーペンター、キャサリン・ギブスに、またコピー・エディティングを担当してくれたエマ・クレイギー、イラストを描いてくれたヘレナ・マクスウェルにも心から感謝する。

妻のメアリー・ピットがいなければ、本書に取りかかり、いろいろな意味で最後までやり遂げることはできなかっただろう。

the Emotions in Man and Animals, London, 1872）より。

図12：　ストレス、炎症、うつ病の悪循環とその断ち方——あるイラストレーターの印象による。2018.　イラスト／ヘレナ・マクスウェル

図版出典

図1： 免疫細胞 2018. イラスト／ヘレナ・マクスウェル
図2： 炎症2018. イラスト／ヘレナ・マクスウェル
図3： 免疫系2018. イラスト／ヘレナ・マクスウェル
図4： 人間の心と体に関する松果体理論を説明しようとしている女性。（Descartes, René, *Treatise of Man*, Harvard University Press, 1637）より。版画。
図5： フロイトが最初に描いた自我の図。（Freud, Sigmund, *Project for a Scientific Psychology*. In: Strachey J, ed. *Standard Edition of the Complete Works of Sigmund Freud*, Vol 1, London, Hogarth Press, 1895, 1950）より。線画。
図6： 最初の化学的薬学の唱道者。（Paracelsus, *Astronomica et estrologia opuscula*, Cologne, 1567.）より。木版画。
図7： 抗うつ薬の登場がもたらした歓喜の場面。（*Life* (Magazine), March 3rd 1952）より。写真。
図8： シナプスとそれを観察した人。サンティアゴ・ラモン・イ・カハールの写真とニューロンの線画。（スペイン国立研究協議会（CSIC)、カハール研究所（スペイン、マドリード）の厚意による）
図9： わたしが医学部で習ったこと。2018. イラスト／ヘレナ・マクスウェル
図10： 神経反射が炎症を制御する。2018. イラスト／ヘレナ・マクスウェル
図11： 感情的な顔と感情的な脳。（First series from Fu CH, Williams SC, Cleare AJ, et al. Attenuation of the neural response to sad faces in major depression by antidepressant treatment: a prospective, event-related functional magnetic resonance imaging study.（大うつ病の悲しげな顔に対する、抗うつ治療による神経反応の弱まり：事象関連機能的磁気共鳴画像法研究の展望）*Archives of General Psychiatry*. 2004;61:877-889. Second series from Darwin, Charles, *The Expressions of*

95. Tuppo EE, Arias HR. The role of inflammation in Alzheimer's disease. *The International Journal of Biochemistry & Cell Biology.* 2005;37:289–305.
96. McGeer PL, McGeer EG. Inflammation and the degenerative diseases of aging. *Annals of the New York Academy of Sciences.* 2004;1035:104–116.
97. Guerreiro R, Wojtas A, Bras J, et al. *TREM2* variants in Alzheimer's disease. *New England Journal of Medicine.* 2013;368:117–127.
98. Kraepelin E, Diefendorf AR. *Clinical psychiatry: a textbook for students and physicians.* London: Macmillan; 1915.
99. Noll R. Kraepelin's "lost biological psychiatry"? Auto-intoxication, organotherapy and surgery for dementa praecox. *History of Psychiatry.* 2007;18:301–320.
100. Psychiatric Genetics Consortium. Biological insights from 108 schizophrenia-associated genetic loci. *Nature.* 2014;511:421–427.
101. Sekar A, Bialas AR, de Rivera H, et al. Schizophrenia risk from complex variation of complement component 4. *Nature.* 2016;530:177–183.
102. Davies G, Welham J, Chant D, Torrey EF, McGrath J. A systematic review and meta-analysis of Northern Hemisphere season of birth studies in schizophrenia. *Schizophrenia Bulletin.* 2003;29:587–593.
103. Khandaker GM, Cousins L, Deakin J, Lennox BR, Yolken R, Jones PB. Inflammation and immunity in schizophrenia: implications for pathophysiology and treatment. *The Lancet Psychiatry.* 2015;2:258–270.
104. Zandi MS, Irani SR, Lang B, et al. Disease-relevant autoantibodies in first episode schizophrenia. *Journal of Neurology.* 2011;258:686–688.

sets and existing drugs. Hoboken, NJ: John Wiley & Sons, Inc.; 2012:9–31.

86. Köhler O, Benros ME, Nordentoft M, et al. Effect of anti-inflammatory treatment on depression, depressive symptoms, and adverse effects: a systematic review and meta-analysis of randomized clinical trials. *JAMA Psychiatry.* 2014;71:1381–1391.
87. Kappelmann N, Lewis G, Dantzer R, Jones PB, Khandaker GM. Antidepressant activity of anti-cytokine treatment: a systematic review and meta-analysis of clinical trials of chronic inflammatory conditions. *Molecular Psychiatry.* 2016.
88. Wittenberg G, Stylianou A, Zhang Y, et al. A mega-analysis of immunomodulatory drug effects on depressive symptoms. *bioRxiv.* 2018.
89. Raison CL, Rutherford RE, Wollwin BJ, et al. A randomised controlled trial of the tumor necrosis factor antagonist infliximab for treatmentresistant depression: the role of baseline inflammatory markers. *JAMA Psychiatry.* 2013;70:31–41.
90. Groves DA, Brown VJ. Vagal nerve stimulation: a review of its applications and potential mechanisms that mediate its clinical effects. *Neuroscience and Biobehavioral Reviews.* 2005;29:493–500.
91. Fox D. The electric cure. *Nature.* 2017;545:20–22.
92. Creswell JD, Irwin MR, Burklund LJ, et al. Mindfulness-based stress reduction training reduces loneliness and pro-inflammatory gene expression in older adults: a small randomized controlled trial. *Brain, Behavior, and Immunity.* 2012;26:1095–1101.
93. Bower JE, Irwin MR. Mind–body therapies and control of inflammatory biology: a descriptive review. *Brain, Behavior, and Immunity.* 2016;51:1–11.
94. Maurer K, Volk S, Gerbaldo H. Auguste D and Alzheimer's disease. *The Lancet.* 1997;349:1546–1549.

scale data reveals the antidepressant effects of ketamine and other therapeutics approved for non-psychiatric indications. *Scientific Reports.* 2017;7:1450.

78. Darwin C, Prodger P. *The Expression of the Emotions in Man and Animals.* USA: Oxford University Press; 1998. (邦訳は『人及び動物の表情について』浜中浜太郎訳、岩波文庫)
79. Psychiatric Genetics Consortium. Genome-wide association analyses identify 44 risk variants and refine the genetic architecture of major depressive disorder. *bioRxiv.* 2017.
80. Liu W, Yan M, Liu Y, et al. Olfactomedin 4 down-regulates innate immunity against Helicobacter pylori infection. *Proceedings of the National Academy of Sciences.* 2010;107:11056–11061.

第7章

81. Lee CG, Carr MC, Murdoch SJ, et al. Adipokines, inflammation, and visceral adiposity across the menopausal transition: a prospective study. *The Journal of Clinical Endocrinology & Metabolism.* 2009;94:1104–1110.
82. Chang CK, Hayes RD, Perera G, et al. Life expectancy at birth for people with serious mental illness and other major disorders from a secondary mental health care case register in London. *PLoS ONE.* 2011;6:p.e19590.
83. Nordentoft M, Wahlbeck K, Hällgren J, et al. Excess mortality, causes of death and life expectancy in 270,770 patients with recent onset of mental disorders in Denmark, Finland and Sweden. *PLoS ONE.* 2013;8:p.e55176.
84. Miller G. Is pharma running out of brainy ideas? *Science.* 2010;329:502–504.
85. Arrowsmith J, Harrison R. Drug repositioning: the business case and current strategies to repurpose shelved candidates and marketed drugs. In: Barratt MJ, Frail DE, eds. *Drug repositioning: Bringing new life to shelved as-*

CA. Life event dimensions of loss, humiliation, entrapment and danger in the prediction of onsets of major depression and generalized anxiety. *Archives of General Psychiatry.* 2003;60:789–796.

69. Boyle PJ, Feng Z, Raab GM. Does widowhood increase mortality risk? Testing for selection effects by comparing causes of spousal death. *Epidemiology.* 2011;22:1–5.
70. Carey IM, Shah SM, DeWilde S, Harris T, Victor CR, Cook DG. Increased risk of acute cardiovascular events after partner bereavement: a matched cohort study. *JAMA Internal Medicine.* 2014;174:598–605.
71. Wohleb ES, Franklin T, Iwata M, Duman RS. Integrating neuroimmune systems in the neurobiology of depression. *Nature Reviews Neuroscience.* 2016;17:497–511.
72. Reader BF, Jarrett BL, McKim DB, Wohleb ES, Godbout JP, Sheridan JF. Peripheral and central effects of repeated social defeat stress: monocyte trafficking, microglial activation, and anxiety. *Neuroscience.* 2015;289:429–442.
73. Schultze-Florey CR, Martínez-Maza O, Magpantay L, et al. When grief makes you sick: Bereavement induced systemic inflammation is a question of genotype. *Brain, Behavior, and Immunity.* 2012;26:1066–1071.
74. Glaser R, Kiecolt-Glaser JK. Stress-induced immune dysfunction: implications for health. *Nature Reviews Immunology.* 2005;5:243–251.
75. Bellingrath S, Rohleder N, Kudielka BM. Effort-reward-imbalance in healthy teachers is associated with higher LPS-stimulated production and lower glucocorticoid sensitivity of interleukin-6 in vitro. *Biological Psychology.* 2013;92:403–409.
76. Kiecolt-Glaser JK, Derry HM, Fagundes CP. Inflammation: depression fans the flames and feasts on the heat. *American Journal of Psychiatry.* 2015;172:1075–1091.
77. Cohen IV, Makunts T, Atayee R, Abagyan R. Population

59. Morris GP, Clark IA, Zinn R, Vissel B. Microglia: a new frontier for synaptic plasticity, learning and memory, and neurodegenerative disease research. *Neurobiology of Learning and Memory.* 2013;105:40–53.
60. Raison CL, Dantzer R, Kelley KW, et al. CSF concentrations of brain tryptophan and kynurenines during immune stimulation with IFN-α: relationship to CNS immune responses and depression. *Molecular Psychiatry.* 2010;15:393–403.
61. Maes M, Bosmans E, De Jongh R, Kenis G, Vandoolaeghe E, Neels H. Increased serum IL-6 and IL-1 receptor antagonist concentrations in major depression and treatment resistant depression. *Cytokine.* 1997;9:853–858.

第6章

62. Das UN. Is obesity an inflammatory condition? *Nutrition.* 2001;17:953–966.
63. Luppino FS, de Wit LM, Bouvy PF, et al. Overweight, obesity, and depression: a systematic review and meta-analysis of longitudinal studies. *Archives of General Psychiatry.* 2010;67:220–229.
64. Chung HY, Cesari M, Anton S, et al. Molecular inflammation: underpinnings of aging and age-related diseases. *Ageing Research Reviews.* 2009;8:18–30.
65. Dopico XC, Evangelou M, Ferreira RC, et al. Widespread seasonal gene expression reveals annual differences in human immunity and physiology. *Nature Communications.* 2015;6:7000.
66. Kendler KS, Thornton LM, Gardner CO. Stressful life events and previous episodes in the etiology of major depression in women. *American Journal of Psychiatry.* 2000;157:1243–1251.
67. Mazure CM. Life stressors as risk factors in depression. *Clinical Psychology: Science and Practice.* 1998;5:291–313.
68. Kendler KS, Hettema JM, Butera F, Gardner CO, Prescott

Press; 1887, 2001.（邦訳は『緋色の研究』深町眞理子訳、東京創元社など）
49. Willans G, Searle R. *Down with Skool!* London: Methuen; 1953.
50. Louveau A, Smirnov I, Keyes TJ, et al. Structural and functional features of central nervous system lymphatic vessels. *Nature.* 2015;523:337–341.
51. Galea I, Bechmann I, Perry VH. What is immune privilege (not)? *Trends in Immunology.* 2007;28:12–18.
52. Tracey KJ. The inflammatory reflex. *Nature.* 2002;420:853–859.
53. Koopman FA, Chavan SS, Miljko S, et al. Vagus nerve stimulation inhibits cytokine production and attenuates disease severity in rheumatoid arthritis. *Proceedings of the National Academy of Sciences.* 2016;113:8284–8289.
54. Hamilton JP, Etkin A, Furman DJ, Lemus MG, Johnson RF, Gotlib IH. Functional neuroimaging of major depressive disorder: a meta-analysis and new integration of baseline activation and neural response data. *American Journal of Psychiatry.* 2012;169:693–703.
55. Phan KL, Wager T, Taylor SF, Liberzon I. Functional neuroanatomy of emotion: a meta-analysis of emotion activation studies in PET and fMRI. *NeuroImage.* 2002;16:331–348.
56. Fu CH, Williams SC, Cleare AJ, et al. Attenuation of the neural response to sad faces in major depression by antidepressant treatment: a prospective, event-related functional magnetic resonance imaging study. *Archives of General Psychiatry.* 2004;61:877–889.
57. Dantzer R, Kelley KW. Twenty years of research on cytokine-induced sickness behavior. *Brain, Behavior, and Immunity.* 2007;21:153–160.
58. Perry VH, Holmes C. Microglial priming in neurodegenerative disease. *Nature Reviews Neurology.* 2014;10:217–224.

transporter residual availability during long-term antidepressant therapy does not differentiate responder and nonresponder unipolar patients. *Biological Psychiatry.* 2006;59:301–308.

第5章

41. Dantzer R, Kelley KW. Stress and immunity: an integrated view of relationships between the brain and the immune system. *Life Sciences.* 1989;44:1995–2008.
42. Haapakoski R, Mathieu J, Ebmeier KP, Alenius H, Kivimaki M. Cumulative meta-analysis of interleukins 6 and 1-beta, tumour necrosis factor-alpha and C-reactive protein in patients with major depressive disorder. *Brain, Behavior, and Immunity.* 2015;49:206–215.
43. Dowlati Y, Herrmann N, Swardfager W, et al. A meta-analysis of cytokines in major depression. *Biological Psychiatry.* 2010;67:446–457.
44. Wium-Andersen MK, Orsted DD, Nielsen SF, Nordestgaard BG. Elevated C-reactive protein levels, psychological distress, and depression in 73,131 individuals. *JAMA Psychiatry.* 2013;70:176–184.
45. Bell JA, Kivimäki M, Bullmore ET, Steptoe A, Carvalho LA, Consortium MI. Repeated exposure to systemic inflammation and risk of new depressive symptoms among older adults. *Translational Psychiatry.* 2017;7:p.e1208.
46. McDonald EM, Mann AH, Thomas HC. Interferons as mediators of psychiatric morbidity: An investigation in a trial of recombinant alphainterferon in hepatitis B carriers. *The Lancet.* 1987;330:1175–1178.
47. Bull SJ, Huezo-Diaz P, Binder EB, et al. Functional polymorphisms in the interleukin-6 and serotonin transporter genes, and depression and fatigue induced by interferon-α and ribavirin treatment. *Molecular Psychiatry.* 2009;14:1095–1104.
48. Conan Doyle A. *A Study in Scarlet.* Ware: Wordsworth

Ahn H-N. A meta-analysis of outcome studies comparing bona fide psychotherapies: empirically, "all must have prizes". *Psychololgical Bulletin.* 1997;122:203–215.
31. Molière. *Le malade imaginaire.* London: Methuen; 1981.（邦訳は『病は気から』鈴木力衛訳、岩波文庫）
32. Lòpez-Muñoz F, Alamo C. Monoaminergic neurotransmission: the history of the discovery of anti-depressants from 1950s until today. *Current Pharmaceutical Design.* 2009;15:1563–1586.
33. Kline NS. Iproniziad for the treatment of severe depression. *Albert Lasker Clinical Medical Research Award Citations*
1964; http://www.laskerfoundation.org/awards/show/iproniazid-for-the-treatment-of-severe-depression/.
34. Schildkraut JJ. The catecholamine hypothesis of affective disorders: a review of supporting evidence. *American Journal of Psychiatry.* 1965;122:509–522.
35. Wong DT, Perry KW, Bymaster FP. The discovery of fluoxetine hydrochloride (Prozac). *Nature Reviews Drug Discovery.* 2005;4:764–774.
36. Wurtzel E. *Prozac Nation: Young and Depressed in America.* Vancouver: Penguin; 1994.（邦訳は『私は「うつ依存症」の女 ――プロザック・コンプレックス』滝沢千陽訳、講談社）
37. Coles AJ, Twyman CL, Arnold DL, et al. Alemtuzumab for patients with relapsing multiple sclerosis after disease-modifying therapy: a randomized controlled phase 3 trial. *The Lancet.* 2012;380:1829–1839.
38. Bentley B, Branicky R, Barnes CL, et al. The multilayer connectome of *Caenorhabditis elegans*. *PLoS Computational Biology.* 2016;12:p.e1005283.
39. Kapur S, Phillips AG, Insel TR. Why has it taken so long for biological psychiatry to develop clinical tests and what to do about it? *Molecular Psychiatry.* 2012;17:1174–1179.
40. Cavanagh J, Patterson J, Pimlott S, et al. Serotonin

matoid arthritis. *Nature Reviews Immunology.* 2002;2:364-371.

22. Elliott MJ, Maini RN, Feldmann M, et al. Randomised double-blind comparison of chimeric monoclonal antibody to tumour necrosis factor α (cA2) versus placebo in rheumatoid arthritis. *The Lancet.* 1994;344:1105-1110.
23. Hess A, Axmann R, Rech J, et al. Blockade of TNF-alpha rapidly inhibits pain responses in the central nervous system. *Proceedings of the National Academy of Scientists USA.* 2011;108:3731-3736.

第4章

24. Telles-Correia D, Marques JG. Melancholia before the twentieth century: fear and sorrow or partial insanity? *Frontiers in Psychology.* 2015;6.
25. American Psychiatric Association. *Diagnostic and Statistical Manual of Mental Disorders.* 5th edition ed. Arlington: American Psychiatric Publishing; 2013.（邦訳は『DSM-5 精神疾患の診断・統計マニュアル』髙橋三郎・大野裕監訳、医学書院）
26. Auden WH. In memory of Sigmund Freud. *Another Time.* London: Random House; 1940.（邦訳は『もうひとつの時代』岩崎宗治訳、国文社）
27. Freud S. An autobiographical study. In: Strachey J, ed. *Standard Edition of the Complete Psychological Works of Sigmund Freud.* Vol 20. London: Hogarth Press; 1927, 1959:1-74.
28. Masson JM. *The Assault on Truth.* New York: Farrar Straus Giroux; 1984.
29. Freud S. Project for a scientific psychology. In: Strachey J, ed. *Standard Edition of the Complete Psychological Works of Sigmund Freud.* Vol 1. London: Hogarth Press; 1895, 1950.（邦訳「科学的心理学草稿」は『フロイト著作集7』（人文書院）など所収）
30. Wampold BE, Mondin GW, Moody M, Stich F, Benson K,

havior, and Immunity. 2013;31:9–22.
11. Watson JD, Crick FH. Molecular structure of nucleic acids. *Nature.* 1953;171:737–738.
12. Clinton WJ. The Human Genome Project. 2000; https://www.youtube.com/watch?v=slRyGLmt3qc.
13. Pittenger C, Duman RS. Stress, depression, and neuroplasticity: a convergence of mechanisms. *Neuropsychopharmacology.* 2008;33:88–109.
14. Slavich GM, Irwin MR. From stress to inflammation and major depressive disorder: a social signal transduction theory of depression. *Psychological Bulletin.* 2014;140:774–815.
15. Danese A, Moffitt TE, Harrington H, et al. Adverse childhood experiences and adult risk factors for age-related disease: Depression, inflammation and clustering of metabolic risk markers. *Archives of Pediatric and Adolescent Medicine.* 2009;163:1135–1143.

第2章

16. MacPherson G, Austyn J. *Exploring Immunology: Concepts and evidence.* Germany: Wiley-Blackwell; 2012.（邦訳は『免疫学——基礎と臨床』稲葉カヨ訳、東京化学同人）

第3章

17. National Rheumatoid Arthritis Society. *Invisible disease: rheumatoid arthritis and chronic fatigue.* London; 2014.
18. Lokhorst G-J. Descartes and the pineal gland. *The Stanford Enyclopedia of Philosophy* 2016; https://plato.stanford.edu/archives/sum2016/entries/pineal-gland/.
19. Descartes R. *Treatise of Man.* Harvard University Press; 1637.（邦訳「人間論」は『デカルト著作集4』（白水社）所収）
20. Depression Alliance. *Twice as likely: putting long term conditions and depression on the agenda.* London; 2012.
21. Feldmann M. Development of anti-TNF therapy for rheu-

参考文献

第1章

1. Mental Health Foundation. *Fundamental Facts About Mental Health.* 2015.
2. Farmer P, Stevenson D. *Thriving at Work.* UK Government; 2017.
3. Dantzer R, O'Connor JC, Freund GG, Johnson RW, Kelley KW. From inflammation to sickness and depression: when the immune system subjugates the brain. *Nature Reviews Neuroscience.* 2008;9:46–56.
4. Raison CL, Capuron L, Miller AH. Cytokines sing the blues: inflammation and the pathogenesis of depression. *Trends in Immunology.* 2006;27:24–31.
5. Smith RS. The macrophage theory of depression. *Medical Hypotheses.* 1991;35:298–306.
6. Maes M. Evidence for an immune response in major depression: A review and hypothesis. *Progress in Neuropsychopharmacology and Biological Psychiatry.* 1995;19:11–38.
7. Khandaker GM, Pearson RM, Zammit S, Lewis G, Jones PB. Association of serum interleukin 6 and C-reactive protein in childhood with depression and psychosis in young adult life: a population-based longitudinal study. *JAMA Psychiatry.* 2014;71:1121–1128.
8. Harrison N, Brydon L, Walker C, Gray M, Steptoe A, Critchley H. Inflammation causes mood changes through alterations in subgenual cingulate activity and mesolimbic connectivity. *Biological Psychiatry.* 2009;66:407–414.
9. Miller AH, Raison CL. The role of inflammation in depression: from evolutionary imperative to modern treatment target. *Nature Reviews Immunology.* 2016;16:22–34.
10. Anders S, Tanaka M, Kinney DK. Depression as an evolutionary strategy for defense against infection. *Brain, Be-*

*本書は、二〇一九年に当社より刊行された著作を文庫化したものです。

草思社文庫

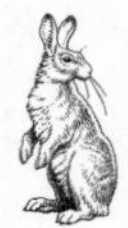

「うつ」は炎症で起きる

2020年10月8日　第1刷発行

著　者　エドワード・ブルモア

訳　者　藤井良江

発行者　藤田　博

発行所　株式会社 草思社

〒160-0022　東京都新宿区新宿 1-10-1
電話　03(4580)7680(編集)
03(4580)7676(営業)
http://www.soshisha.com/

翻訳協力　株式会社 トランネット

本文組版　株式会社 キャップス

印刷所　中央精版印刷 株式会社

製本所　中央精版印刷 株式会社

本体表紙デザイン　間村俊一

ISBN978-4-7942-2473-6　Printed in Japan

草思社文庫既刊

ジャレド・ダイアモンド　R・ステフォフ＝編著　秋山　勝＝訳

若い読者のための 第三のチンパンジー

人間という動物の進化と未来

『銃・病原菌・鉄』の著者の最初の著作を読みやすく凝縮。チンパンジーとわずかな遺伝子の差しかない「人間」について様々な角度から考察する。ダイアモンド博士の思想のエッセンスがこの一冊に！

ジャレド・ダイアモンド　倉骨　彰＝訳

銃・病原菌・鉄（上・下）

なぜ、アメリカ先住民は旧大陸を征服できなかったのか。現在の世界に広がる〝格差〟を生み出したのは何だったのか。人類の歴史に隠された壮大な謎を、最新科学による研究成果をもとに解き明かす。

ジャレド・ダイアモンド　楡井浩一＝訳

文明崩壊（上・下）

繁栄を極めた文明はなぜ消滅したのか。古代マヤ文明やイースター島、北米アナサジ文明などのケースを解析、社会発展と環境負荷との相関関係から「崩壊の法則」を導き出す。現代世界への警告の書。

草思社文庫既刊

ジャレド・ダイアモンド　長谷川寿一＝訳
人間の性はなぜ奇妙に進化したのか

まわりから隠れてセックスそのものを楽しむ――これって人間だけだった!? ヒトの性は動物と比べて実に奇妙である。動物の性と対比しながら、人間の奇妙なセクシャリティの進化を解き明かす、性の謎解き本。

リチャード・ドーキンス　垂水雄二＝訳
遺伝子の川

生き物という乗り物を乗り継いで、果てしなく自己複製を続ける遺伝子。その遺伝子の営みに導かれ、人類はどこへ向かうのか。『利己的な遺伝子』のドーキンスが自然淘汰とダーウィン主義の真髄に迫る。

リチャード・フォーティ　渡辺政隆＝訳
生命40億年全史（上・下）

地球は宇宙の塵から始まった。地獄釜のような地で塵から生命が生まれ、豊穣の海で進化を重ね、陸地に上がるまで――。40億年前の遙かなる地球の姿を大英自然史博物館の古生物学者が語り尽くす。

草思社文庫既刊

法医昆虫学者の事件簿

マディソン・リー・ゴフ　垂水雄二＝訳

虫たちは誰よりも早く殺人事件を嗅ぎつける。死体につく虫を採集する法医昆虫学者の捜査手法を殺人事件とともに語る。米国ドラマ「CSI」にも登場した脅威の捜査法。**『死体につく虫が犯人を告げる』改題**

死を悼む動物たち

バーバラ・J・キング　秋山 勝＝訳

死んだ子を離そうとしないイルカ、母親の死を追うように衰弱死したチンパンジーなど、死をめぐる動物たちの驚くべき行動が報告されている。さまざまな動物たちの行動の向こう側に見えてくるのは――。

タイムマシンのつくりかた

ポール・デイヴィス　林 一＝訳

時間とは何か、「いま」とは何か？ 理論物理学者がアインシュタインからホーキングまでの現代物理学理論を駆使して「もっとも現実的なタイムマシンのつくりかた」を紹介。現代物理学の最先端がわかる一冊。

草思社文庫既刊

思考する機械 コンピュータ

ダニエル・ヒリス　倉骨 彰＝訳

コンピュータは思考プロセスを加速・拡大し、われわれの想像力を飛躍的に高め、未知の世界にまで思考を広げてくれる。もっとも複雑な機械でありながら、その本質は驚くほど単純なコンピュータの可能性を解く。

機械より人間らしくなれるか？

ブライアン・クリスチャン　吉田晋治＝訳

ＡＩ（人工知能）が進化するにつれ、「人間にしかできないこと」が減っていく。ＡＩは人間を超えるか？　チューリングテスト大会に人間代表として参加した著者が、ＡＩ時代の「人間らしさ」の意味を問う。

カッコウはコンピュータに卵を産む（上・下）

クリフォード・ストール　池央 耿＝訳

インターネットが地球を覆い始める黎明期、世界を驚かせたハッカー事件。ハッカーは、国防総省のネットワークをかいくぐり、米国各地の軍事施設、ＣＩＡにまで手を伸ばしていた。スリリングな電脳追跡劇！

草思社文庫既刊

ソーシャル物理学
「良いアイデアはいかに広がるか」の新しい科学

アレックス・ペントランド　小林啓倫＝訳

SNSで投資家の利益が変わる、会議で全員が発言すると生産性が向上する、風邪のひきはじめは普段より活動的になる――人間行動のビッグデータから、組織や社会の改革を試みる〝新しい科学〟を解き明かす。

カルチャロミクス
文化をビッグデータで計測する

エレツ・エイデン／ジャン＝バティースト・ミシェル　阪本芳久＝訳

数百万冊、数世紀分の本に登場する任意の言葉の出現頻度を年ごとにプロットするシステム「グーグルNグラムビューワー」。この技術が歴史学や語学、文学などの人文科学にデータサイエンス革命をもたらす！

データの見えざる手
ウエアラブルセンサが明かす人間・組織・社会の法則

矢野和男

AI、センサ、ビッグデータを駆使した最先端の研究から仕事におけるコミュニケーションが果たす役割、幸福と生産性の関係などを解き明かす。「データの見えざる手」によって導き出される社会の豊かさとは？

草思社文庫既刊

ブッダの脳
心と脳を変え人生を変える実践的瞑想の科学

リック・ハンソン　リチャード・メンディウス　菅 靖彦＝訳

「仏教」と「脳科学」の統合による新しい瞑想法を専門家がくわしく解説。「心」のメカニズムの理解のうえで、怒りや不安などの感情をしずめ、平安で慈しみのある精神状態を生み出す実践的な方法を紹介する。

手の治癒力

山口 創

ふれる、なでる、さする――手の力で人はよみがえる。自分の体にふれ、他人とふれあうことが心身を健康へと導く。医療の原点である「手当て」の驚くべき有効性を最新の科学知見をもとに明らかにする。

絶望名人カフカ×希望名人ゲーテ
文豪の名言対決

頭木弘樹＝編訳

どこまでも前向きなゲーテと、どこまでも後ろ向きなカフカ、あなたの心に響くのは？　絶望から希望をつかみたい人、あるいは希望に少し疲れてしまった人に。『希望名人ゲーテと絶望名人カフカの対話』改題

平気でうそをつく人たち

虚偽と邪悪の心理学

M・スコット・ペック　森 英明＝訳

自分の非を絶対に認めず、自己正当化のためにうそをついて周囲を傷つける「邪悪な人」の心理とは？　個人から集団まで、人間の「悪」というものを科学的に究明したベストセラー作品。

良心をもたない人たち

マーサ・スタウト　木村博江＝訳

25人に1人いる〝良心をもたない人たち〟。彼らは一見魅力的で感じがいいが、平然と嘘をつき、同情を誘い、追いつめられると逆ギレする。身近にいるサイコパスをどう見抜き、対処するかを説く。

他人を支配したがる人たち

身近にいる「マニュピュレーター」の脅威

ジョージ・サイモン　秋山 勝＝訳

うわべはいい人のフリをして、相手を意のままに操ろうとする〝マニュピュレーター〟たち。その脅威と、彼らによる「心の暴力」から身を守る方法を臨床心理学者が教えます。『あなたの心を操る隣人たち』改題

草思社文庫既刊

戦争プロパガンダ10の法則

アンヌ・モレリ　永田千奈＝訳

「戦争を望んだのは彼らのほうだ。われわれは平和を愛する民である」――近代以降、紛争時に繰り返されてきたプロパガンダの実相を、ポンソンビー卿『戦時の嘘』を踏まえて検証する。現代人の必読書。

中国の産業スパイ網

世界の先進技術や軍事技術はこうして漁られている

ウィリアム・C・ハンナス他　玉置　悟＝訳

世界の各地に見えないかたちで忍び寄り、必要とする先進技術をあらゆる手段で入手して兵器や製品に変える。中国が国家ぐるみで進める恐るべきシステム。その実態を専門家チームが詳細に指摘した警告の書。

健康帝国ナチス

ロバート・N・プロクター　宮崎　尊＝訳

ガン・タバコ撲滅、アスベスト禁止等々、最先端のナチス医学がめざしたユートピア。それは優生学にもとづく純粋アーリア人国家の繁栄だった。ナチス政権下における医学と科学の進んだ恐るべき道を明かす。